ドクトル大二郎三浪記

肥田大二郎

鳥影社

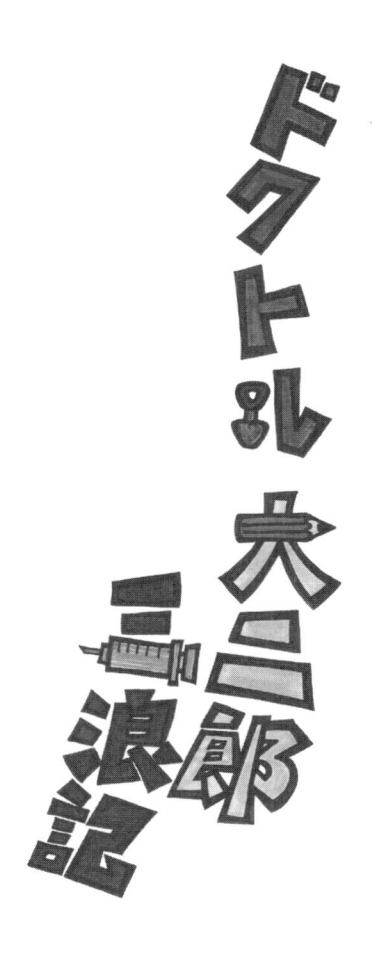

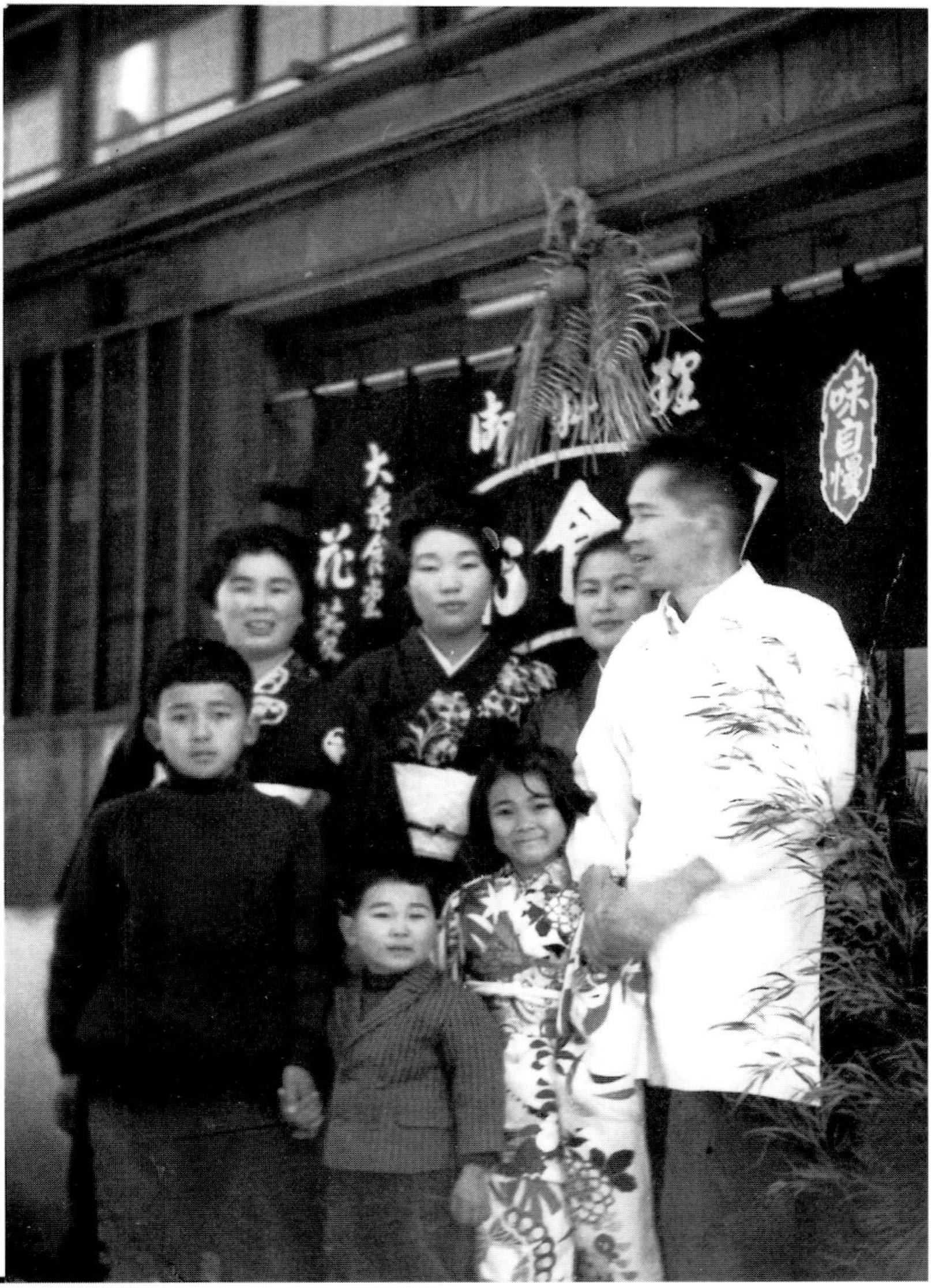

著者（左手前）

はじめに

現代は、青春というものが余りにも「褒《ほ》め称えられている時代」のような気がしてなりません。青春こそ、本当は自分の進むべく道を確固として定める時期なのに、私の青春は、もの哀しい寂しい時代でありました。社会の仕組みや自分の存在を疑ってかかったり、性についての悩みなどが多い時期でありました。手際よく過ぎるというより、思う存分悩んで、苦しんでほしいものです。

受験戦争は、ある意味ではまったく価値がないものだと言えます。「数学が出来る、出来ない」なんてことは、人生の歩く道程の「小石一つ」ほどの値打ちしかないものだとも思えます。

しかし、そのため多くの青年たちが「志を達せられなくて」散っていったのも事実であります。この世の中、「力のある者だけが勝つ」、それは真理であるのかも知れません。

決して負けてはいけないのです。

「遅れてくる青年に捧げる」という小冊子を、新潟県村上市にいる時に一度発行しました。おおよそ三十年前の事です。今回、それをもとに新たに本書を書き下ろしました。

当時、実家に帰った時に、私が青春時代に家に出した、うす汚れて変色している手紙の束を、母がなんの気なしに物置から出してきました。友人からのもの、恩師から来たもの、出す予定だったもの、ノートの切れはしや、スケッチブックに書いてあるもの、種々の便りです。その一枚、一枚に笑いころげたり、妙にしんみりしたりして、テレ隠しをしていましたが、大変な時代でもあったなあと、大変感慨深いものを覚えました。

今回、それに加筆して世の中に出したいと思ったのです。

私達の青年時代、日本経済は右肩上がりでした。

そして、私が四十代の頃には「ジャパン・アズ・ナンバーワン！（日本が一番だ）」とアメリカの人々から言われた事もあります。それに比べて現在は、いわゆる非正規雇用の人が増え、資格がない人が増え、さらには国の借金が増え、その割に人々は長生きをし、ついに年金制度も将来的には壊滅するのではないかと危惧されております。

このまま行ったら皆沈没してしまうよ！

何か資格を取って生き続けなければいけないと、私は日々強く思うようになりました。かつては「定年後六十か六十五歳で年金をもらう」というのが一つの社会的秩序、社会の暗黙の了解のようなものでした。

しかし現在は八十、九十歳まで人々が長生きするようになってきています。それなのに、六十代で子供達に多くのお金を使い果たし、将来のための蓄えがほとんどなくなってしまうような状況です。このまま行ったら本当に日本沈没になってしまいます。

一人ひとりが長く生き続けるために、何か資格を取ってほしいと思います。

中国や韓国の子供達はものすごく勉強するらしい。新聞によりますと、中国北部吉林省の学校の話ですが、中国人は母国語の中国語の他に、第一外国語が英語、更に第二外国語としてフランス語か日本語を選択しているようです。

中国の学生達の一部はiPS細胞を作った日本の医学部に憧れていて、日本語で日本の大学の医学部を受験する人が増えているようです。そして大阪大学や東北大学などのレベルの高い大学に相当数が入学しているという話でした。

それに引き換え、日本の学生は、緊張感やハングリー精神がほとんどないために、勉強しないでゲームなどにうつつを抜かし、果てしなき流浪の道を歩んでいるように見えます。

本気で、勉強するのは中学・高校の六年間に限られています。四十歳、五十歳になって一生懸命猛勉強しても、なかなか厳しいものがあります。若者は、早くこのことに気付いて、世界に向かって翔《はばた》いていただきたいと思います。

私の青春時代はあまりいいものではありませんでした。私は頭もあまり自信がなかったのです。ただ、やる気とかネバーギブアップの精神とか、決して諦めない精神を持っていました。その事をこの本から感じてもらえればと思います。

こんなバカげた人間でも医学部に入れて、今はそれなりに働いているのです。

こんな三流のドクターでさえ、人生の喜びとか、ドクターとしての喜びが、いっぱい、いっぱいあるのです。

薄汚れた、表面のテカテカした学生服に身をつつんだ坊主頭の中高生の集団に会う時、この人たちは大変だなあ、果たして本当に将来のことを考えているだろうか、要領の悪い勉強をしているのではないか、などと様々な想いが胸をよぎります。

私の本をきっかけに医学の道とか、あるいは資格を取る道を志していただければ、こんなに幸せなことはありません。

私の後に続く青年たちに、私の青春の足どりを捧げます。

ドクトル大二郎 三浪記　目次

第一章「生まれてから」

なぜ、そのような野暮な思いに囚われることになったたか。私はその日のことを鮮明に憶えている。父は当時、小さな食堂兼飲み屋を営んでいた。お客さんは、狩野川台風で破綻した大見川復興のために全国から集まってきた「土方さん」が相手だった。店の片隅に塵捨て場と一緒になった便所があった。便所とは言っても、打ちっぱなしのコンクリートの上に、白い塗料がほとんど剝《は》がれた便器が一つあるだけで、そのそばには日光が当たって黄色く変色した新聞紙やら週刊誌が無雑作に置かれてあった。その便所の中で「俺はあと五年、死にものぐるいで勉強しなくてはいけない。そうすれば、残りの五十年は楽な一生、幸せな人生を送れる」と何やら興奮していた。

三島由紀夫は母の胎内にいた時から記憶があったという逸話を聞いた事があった。私の記憶はおそらく三～四歳くらいからではないかと思っている。

人間の記憶は、昔のものであればあるほど自分の脳みそに反復して何回も繰り返すわけだから、きっかり記憶しているはずだ。でも、最近の事はついちょっとだけのことだからよく忘れがちである。

私は、静岡県伊東駅の正面から百メートルくらいの距離にある大通りの八百屋で、肥田一郎とゆき枝の長男として生まれた。パン屋もやっていたという事だが、いろいろな仕事をやっていたために詳しくはよくわからない。八百屋といっても、老舗の干物屋さんが大家である店舗を間借りしていたに過ぎない。

私はその八百屋の上のアパートの二号室で生まれた。二階の部屋をなんとなく覚えているが、今となってはそのアパートも壊されているから曖昧な記憶しか残っていない。

私が生まれたのは昭和二十四年である（昭和二十二年〜二十四年くらいは「団塊の世代」と言われ、年間出生数が二百七十万人位であり、高校・大学受験、就職と一番競争の激しい世代であった）。

太平洋戦争に敗れ、親父は満州から引き揚げてきた。岐阜連隊の兵隊だったようだ。

母は、伊豆半島の真ん中の中大見村というところで手広く鍛冶屋などをやっていた旧家の四番目の子供として生まれた。見合い結婚をして私が生まれたというわけだ。

父は五人兄弟の末っ子として生まれたが、父の両親は、物心ついた時には亡くなっていたようだ。祖父は猟銃の暴発事故で父が生まれる前に亡くなった。父の母は、父を生んだあとまもなく虫垂炎から腹膜炎を併発して亡くなったと聞いている。

父の兄弟はそれぞれ違った家に貰《もら》われていってばらばらの人生を歩むことになった。

父は、姓も稲葉・井上・肥田と三回変わり、育ての母は二人いるそうである。石工《いしく》をしていた井上大作さんに拾われ二人で肥田家に婿《むこ》に行ったと聞いている。

最近幼なじみの九十歳のお婆さんに「あんたは初め井上一郎だった。小学校二年くらい九州の別府へと貰われていって、しばらくして肥田一郎として戻ってきたのよ。あなたのお母さんはあなたを産んで三十五日で亡くなったのよ。お父さんの名前は一郎だよ！」(父と同じ名前！　父はそのせいか、食堂「花菱」を始めたあと、三〜四人の子供たちの里親もやったそうだ。)

最後の母は肥田りうさんだ。

肥田りうさんは、非常に厳しい人だった。私が掃除をする時も、やり方が不十分で汚いとよく叱られた記憶がある。障子の桟《さん》の掃除は一本一本指で埃を確かめるほどだった。あまり叱られたので涙を流すことも度々だった。

その当時、りうさんは伊東駅前で食堂というか料理屋をやっていた。お客さんから桃を十個もらうと、自分は全然食べないか、食べても一つか二つ。残りを周りの人達に分けるような人だった。とにかく「自分は食べたふりをして他人に振舞いなさい」という教えを受けた。りうさんの一人娘で、宮城県松島海岸に嫁いだ叔母の文子さんは、その当時、傷痍《しょうい》軍人として国立伊東温泉病院で療養していたお坊さんと知り合い、それが縁で日本三景の一つ松島の瑞巌寺の横のE院という寂れたお寺に嫁に行った。

現在では、そのお寺も国の重要文化財に指定されて名勝となっているが、叔母からも肥田りうさんと同じような影響を受けた。

叔母は、嫁いだお寺の傍《かたわ》らで仙台こけしや笹かまぼこなどを売る物産店やレストラン、喫茶店の経営を始めた。経営の才能があったのだろう。戦後の復興期に大繁盛して、非常に裕福な暮らしをしていた。だから、伊東の我々親戚のところに来る際には、一万円札を輪ゴムで束ねて（恐らく二、三百万くらい持ってきたのではないかと思う）親族にバラまいて行った。ある時、私は風呂場で下着姿の叔母を偶然見かけた。下着の背中の部分が擦り切れて破れてしまいそうだった。叔母は、自分の下着の事もケチってみんなにお金を配っていたのか、我々にお金をくれていたのか、と私は胸を突かれた。

「何でも独り占めしないで皆で分けなさいよ」と言う肥田りうさんと叔母・文子さんの教えが、私の心の中にいつもある。

(弟が私立の歯学部に入学する際、入学金として文子さんが一千万円近くをポンと貸してくれたこともある。)

今、父は、いつもあちこちのお婆さんと楽しそうに会話をして遊んでいる。もう九十歳になるのに取っかえ引っかえ小母さん達と昼食、夕食を食べに行っている。

お袋が亡くなってからは、そのような生活をして爽やかな父である。

若いときは保守的で「俺の童貞を天皇陛下に捧げると思い込んで戦争に行った」というような男であったそうだ。

また、若い時分に、自分の彼女を育ての母に紹介するために連れて行ったところ、「伊豆半島の反対側で遠すぎる」「船で行かなければ」という理由で破談にされたというエピソードがある。彼女たるや、後の私の友達の母であった。

そして同じようなエピソードがもう一つある。松島の伯母の友人と結婚しようと思ったものの、同じような理由でりうさんにだめだと言われたそうである。

極めて面白い関係ではあるが、まあ父は父なりにいろいろと苦労をした人生であったようだ。

父は上級の学校へ進学することができず、寂しい、悔しい思いをしたというような事を聞いている。

父は召集令状一枚で戦争に引っ張られて岐阜にある連隊に入隊。後に中国に渡り、陸軍伍長として退役するまで小機関銃班だったということだ。大学生あるいは大学卒の兵隊と数多く交流し「大学卒や大学生もこんなに頭が悪いのか。俺の方がよっぽど頭がいいじゃないか」と父が話すのを聞いたことがある。

西伊豆出身のH君は連隊で一番有能で仕事が出来た。（一連隊には五百人〜五千人の兵隊がいる。）つい先だっても「今生の別れだ」と言って私の車でHさんに二、三時間かけて西伊豆まで会いに行った。

父から初めての彼女の話も聞いたが、どうもプラトニッククラブだったようだ。

だから、父は見合い結婚だった。「なんでお袋みたいな、引っ込み思案で明るくない、美人でもない謙虚すぎる女性を貰ったのか」と私は今も疑問に思っている（お袋ごめんね）。多分に、父の育ての母の肥田りうさんが結婚話を進めたことが関係しているようである。

親が勧めたら結婚する……まあ、そういう時代なのかな、と思っている。

私達のアパート兼八百屋から五十メートルも離れていない所に、祖母の家があった。「たぬきや」という小料理店をやっていて、コーヒーとか卵とか砂糖とか、当時はハイカラな物が沢山あったように記憶している。私はよく店に寄ったが、肥田りうさんが「この大二郎が可愛い、どういう訳かいちばん大二郎が可愛い」と言ってくれたのを覚えている。

まあ親父は色々な仕事をしたようである。

例えば父は、伊東からみかんを貨車で運んで北海道で売ろうという計画を立て実行した。青森で函館行きの連絡線がなかなか見つからず、賄賂《わいろ》を渡したりしてようやく函館にたどり着いたものの、その頃にはみかんの鮮度が落ちてしまっていたので値段を安くせざるをえなかったと聞いたことがある。

尋常小学校しか出ていなかったということもあり、コンプレックスとまではいかないが、息子たちには「学問をしなければいけない」とよく言っていた。尋常小学校しか出ていない親父が歴史を私よりもよく知っていたり、会話の中で突然ヨハン・シュトラウスの音楽が出てきたりと、こちらがびっくりすることもよくあった。

親父はどこで、こんな音楽を知ったのかと思うことがある。モーツァルト、バッハの曲がすらすらと出てくるのだ。ある時も「この曲はカール・ベームの指揮だ」といって懐かしがった。私は憧れや誇りを抱いたし、ちょっと面白い親父だ。

人間の原動力とは何だろう。

同じような家庭環境に生まれても、のほほんとして何もしないで生きている人達や、朝から晩まで汗水たらして働いている人達、言葉では言い尽くせない色々な人達がいる。彼らを引き付けるものは何だろう。

なぜ人間は勉強するのか。コンプレックスのある人は頑張って勉強するのではないだろうか。コンプレックスというのは、みんなに見せたくないとか、みんなに知られたくないというものだ。私には大きなコンプレックスが三つある。そのうちの二つは披露できる。

一つ目は、O脚。隙間に拳骨が二つ入るくらいだ。

だから人前に進んで出たことはなかった。人前を歩くことはなるべく避けるようにしていた。「何とかして隠したい」「目立ちたくない」と考えて最後尾を歩くようにした。

昔の自分を振り返ると、自分の醜くさを見せないようにするのが常だった。中学生、高校生、浪人時代を通じて、この悲しいO脚に強いコンプレックスを抱いていた。これを隠すことに青春の大部分のエネルギーを注いでいた。

もうひとつは言語障害。

小学校三年ぐらいの時、村の銀行員の子供の吃《ども》りのまねをしていたら、突然自分もそうなり、吃りがひどくなった。その吃っていた友達に三年後に会ったら、吃りが無くなっていたが、私はずーっと吃りのままだ。中学、高校時代は非常に惨めだった。惨めでどうしていいか分からなかったほどだ。

私のコンプレックスはもう一つあるが、それは言えない。

この二つのコンプレックスを、社会人になる前に何とか解決しなければならない重要問題だと思っていた。

親父は尋常小学校を卒業するとすぐに鶴見の工場で働いたり、市内の「日の出薬局」の小僧さんをやっていたと言うことだ。軍隊に入っていた時、「大学卒の人達より自分の方が頭が良い、気が利いた仕事ができる」なにくそ‼　と思っていたようだ。

そのころの事を私も少し覚えている。

ある日、税務署が赤紙を張りにきた。親父は「その税金を払うのはいやだ。大家さんよりも自分の税金が多いのはおかしい」という事で、母の生まれ故郷である中伊豆町八幡（今でいう伊豆市八幡）に私を連れ、半ば逃げるようにして行った。

母の父は松雄と言う。性格はあまり良さそうではなかった。少なくとも、私には、そう思えた。その祖父に、私はよく川向こうの魚屋まで刺身を買いに行かされた。当然、お駄賃はなかったが、生涯で一回だけ五千円をもらった事がある。

祖父は手広く商売をやっており、息子達も水道屋、ガラス屋、鍛冶屋をやっていた。鍛冶屋には大きな工作機械が四～五台置いてあり鍬《くわ》や鎌の柄を作っていた。

その横で氷屋もやっていて、氷とかアイスキャンデーを売っていて、奥さんも小さなパチンコ屋を経営していた。

そこへ父は、私を連れて税務署から逃げて行ったのだろう。父は学歴がなかったし、両親も亡くしていたから、風来坊みたいな扱いを受けた。我々家族が寝る所は車庫の二階で、聖書のイエスの降誕の場面に出てくるような、屋根が低くて薄暗く、床に藁を敷いたような狭い所で、父と母と私の三人で寝ていた記憶がある。

その頃の父は新しい物が好きで、原付自転車も持っていたし、町に二台しかなかった自動車（荷台付きの三輪自動車）も所有していた。

近くにA土木という土木会社があった。その会社は車を所有しておらず、父が「一日当たりいくら」

という感じで自分の車を貸していた。三輪自動車だが、ドアもなく、ハンドルは三角形の二辺の棒のような物だった。

そのうち「布団綿打ち直し工場」を作り、車であちらこちらの地域を廻って布団を集配していた。三輪自動車は珍しいので、色々な人が父の車に乗りたがった。

引っ越して来た私のために模型飛行機を何台も買ってくれ、村の小学校の二階から飛ばして遊んだ記憶もあるので、実のところ、そう大して貧乏していなかったのかもしれない。

私が小学校四年の時（昭和三十三年のことだ）狩野川台風が来襲した。

当時、川はほとんど整備されていなかった。小学校の時には、放課後に大見川（狩野川の支流）に行って、鮎取りをするなどしてよく遊んでいた。その狩野川が台風で氾濫し、村の多くの人の命を奪った。

うちの近所では、眼鏡屋さんとお菓子屋さんのご主人が亡くなった。二人とも三十五～四十歳だったたと思う。

狩野川に架かる橋はすべて流された。父達は、何日もかけて遺体を捜しに下流の方に出かけて行った。（死者行方不明者合わせて千二百人余りだった。）

災害復興の仕事が始まる事を見越して、父の母が伊東の駅前で料理屋をやっていたこともあって、「花菱」という食堂を作ることにな

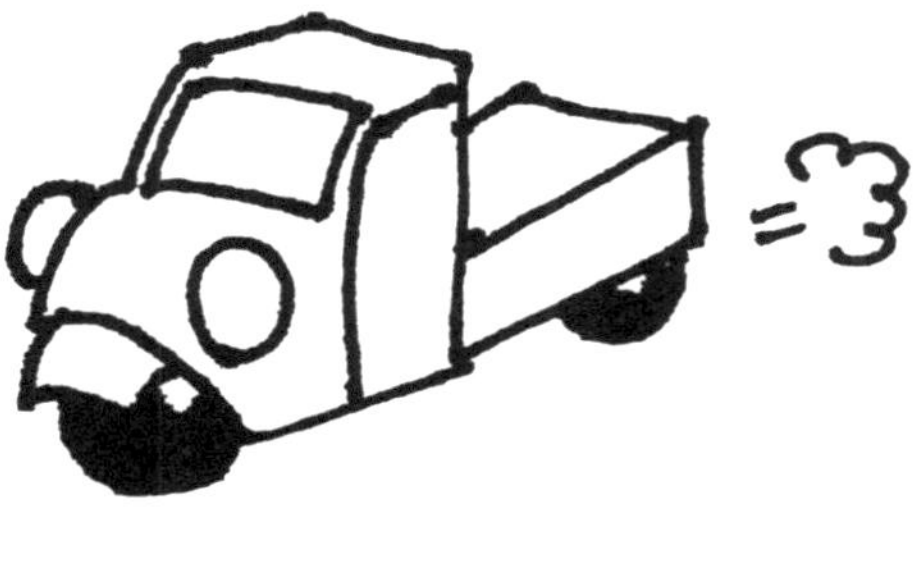

った。

父はその「花菱」の前の小川の上に大きな五十円玉の絵を描いた看板を作った。ラーメン一杯と焼酎一杯を合わせて五十円という意味であった。当時の賃金が一日三百円〜五百円くらいだったと思う。災害を契機としてダンプカーや三輪車も進出してきたが、当時は馬車が主流だった。

父は伊東の割烹料理店「F」で一週間か二週間ちょっと修業して、度胸よく食堂『花菱』を開店した。町役場などに弁当を配達する際、わざわざ私の中学校まで出来たての美味しい弁当を届けてくれたものである。親父の大いなる愛情であった。

「花菱」のメニューにはビフテキがあった。本来は牛肉だが、「花菱」のビフテキは豚肉を利用した自称「ビフテキ」だった。親父も本当のビーフステーキは食べた事はなくて、何となくそういうものがビーフステーキだろうと想像して作っていたと思う。父の店でよく売れたのはホルモン焼きだった。どこかでタレを教えてもらい、シロとかハツ、レバーでホルモン焼きを出していた。父は母と若い女性二人の合計四人で食堂を切り盛りしていた。

とはいっても、母は毎朝、父に「おーいごはんだよ!」とインターホンで呼ばれると三階からノコノコ降りて来て朝食にありつくという有様であった。母は田舎生れのせいか、出しゃばるのは勿論、表面に出ることが嫌いであった。どちらかというと、朝から晩まで畑仕事をしている方がいいという性格であった。

私は、父の性格を三分の二、母の性格を三分の一ほど受け継いだような気がする。最近はもっと父に近寄ってきたようだが。

小さなちゃぶ台一つしかない四畳半の部屋の神棚に、父の得意とする毛筆で、「文天祥の正気の歌に和す。天地大氣粋鐘神州……」と幕末の儒学者、藤田東湖の詩が書かれていたりした。藤田東湖（一八〇六〜一八五五）は水戸藩士、尊王攘夷論者である。

当時の私は「勉学で身を立てないといけない」と考えてひたすら猛勉強をしていたが、店の料理人は父だけだったので、忙しい時は、かっかとしながら母を小突いたりして大騒ぎで仕事をしていた。私が「勉強中だから」と店の手伝いを断ると、包丁が飛んでくるかのような剣幕で怒られるのだった。

忘年会の時期などは、宴会場と二階の調理場を何回も往復して料理を運んだり、洗いものをしたりしていた。刺身、天ぷら、酢のものなど五、六品ぐらいあった。

日本酒一升から徳利に十三本から十四本取れる、ということを今になってもまだ覚えている。

店の手伝いが終わってから勉強を始めるのだが、いつも深夜十二時を回っていた。

普通は数学、国語、英語が大切だからと努力を集中するのだが、私は「どの教科でも一点は同じ一点だ」という考えで技術家庭、美術、音楽を一生懸命勉強した。中学の成績は学年で一番から五番くらいだった。そんなある時、知能テストがあった。私の普段の成績からすれば、知能テストの成績は良くて当たり前のはずだった。しかし、実際は悪くて職員室で話題になってしまったようである。「肥田は成績がいいのに何であんなに知能テストが悪いんだ！」と。

私はY先生とK先生に「僕は、できたら東大に入りたい」と打ち明けていたが、「君は何年かかっても東大に入れるレベルではない！」と言われてしまった。

しかし、知能テストのことなどかまっていられなかった。ところで、年長者は人生経験豊富なので分別があるとか正しいとか言われるが、それが常に正しいとは限らない。若者も年長者も同じだと私は思う。

小学校・中学校時代に私につけられたニックネームは「ガリベン」、「点取り虫」、O脚をもじって「亀二郎」などだった。

私はひたすら自分をレベルアップするように勉強していた。本当に長く、辛く、嫌な時間だった。私の中学時代は、こんな毎日の繰り返しだった。

私の二～三年ぐらい先輩の家で「私の足をまっすぐにする」とかいって小学校三、四年の私をいじめるわけだ。その先輩の親は、息子が私をいじめている姿を見て注意するどころか、ニヤニヤと笑うだけだった。「こんなに私が惨めな思いをしているのに何で叱りもせずにニヤニヤしているだけなのか？」子供ながらに、悔しくて悔しくてたまらなかった。

私があまりにも勉強ばかりしているので、ある時、母親に「大二郎、なんでそんなに勉強するの？平凡がいいよ！」なんて言われたこともあった。私はその時「大学へ入ったらのんびりするよ。」と言った。男と女で考え方が違うということもあるんだな。親父はそのころ「東大へ入れ」と言うのだ。

昔は伊豆の山奥で貧乏して土方をやったり、飲み屋をやったりしていたので、親父は「勉強なんていいから、肉屋に行ってハム買ってこい」、「長葱《ねぎ》を買ってこい」と普段は怒鳴りまくっているのだが、その一方で「大二郎、東大へ入れ」と言うのだ。学問をもって身を処せといっているのである。

その頃から父によく言われていた。「勉強をしないと、お前は〝A土木〟の土方になるんだぞ。お父ちゃんは、東大まで行きたかったが……」と。とにかく中学校に、高校に、大学に行きたくて仕方がなかったというのだった。

父の古ぼけたアルバムに〝横浜伊勢崎町にて〟という一枚の写真がある。下駄を履いて橋を颯爽《さっそう》と闊歩《かっぽ》している若い頃の親父。尋常小学校しかでていないが、学生帽をかぶり、キリッとした顔立ちで周囲の誰よりも学生らしく見える、青春を謳歌する親父の写真があった。

父の店は毎晩、毎晩、大忙しだった。満席で店内に入れない土方のお客さん達が大勢待っているほどだった。夜遅くまで、土方達の歓声や酒をつぐ音に混じって、女の子や母の声が聞こえた。

「あと五年、死にもの狂いで勉強するぞ」と決心したのだが、家の大騒音と手伝いのため、なかなか捗《はかど》らなかった。そのために父とよく衝突し、その都度叱られた。

朝七時半頃、友達が登校し始める頃、私は中学校の向こうにある肉屋さんまで「ラーメンのダシ」を取るための豚の骨をもらいにゆくのだ。

私のコンプレックスを隠すのに、その時の大きなセメント袋は大きな役割を果たした。

夕方は葱、豆腐、ハムなどを買いに行くのである。その時間にふて腐れて「今忙しい」、「勉強中だ」とか言うと、もう大変である。まさに殺されるかとも思われる剣幕で父が怒る。

それから逃れてふて腐れつつ買い物に出かけるのであった。買い物から帰ってくる頃を見計らって、父が窓から身を乗り出し、「早くしろ、何をもたもたしてるんだ〜」と怒鳴り始める。その大声たるや、百メートル四方に響き渡るのではないかと思えるほどであった。今から思うと、こんな子供の手を借りなければならない程、当時、家は苦しかったし大変だったのだろう。

「あと五年勉強しなければ……」と考え始めたのは確か小学校四年生の時である。

今思えば、誠に恐ろしいほど子供らしくない、可哀想な小学生であった。外来で診察していると、当然、小学校四〜五年の子供と会うことがある。そういう時、「俺は、この子と同じ時分には、あんな考えを持っていたのか」と悲しくなる。だから、純粋に楽しいとか、心の底から喜んだとかいうような思い出はまるでない。

自分の醜さを自覚していなかった小学校四年以前の頃の話である。ある時、父と二人で三輪車に乗って冷川峠から伊東峠へと越えて行った。

父は自分の三輪車を使って、綿屋や土方を始めとして「闇の米を運ぶこと」まで、お金になることなら何でもやっていた。よく父と私と二人で「闇の米」を荷台に載せて伊東まで峠を越えて運んでいったのだ。

みかんの花のいっせいに咲くころである。伊東を一望できる所に出ると、

「大二郎！　唄えよ！」

「はーい！」

〜みーかーんーの花が咲いている
　想い出の道、丘の道
　　はるかに見える青い海……

懐かしい思い出である。

中学校に進学したが、自分が通った小学校からの持ち上がりが三分の二を占めていた。小学校時代は一日三〜四時間の猛勉によって、クラスの上位一〜四番をなんとかキープできたが、中学生になると数学など高度なものが入ってきて、私の頭からすると相当苦しいのである。数学の授業中、先生の説明に周囲の連中は「なるほど」と頷いているのに、成績優良で通っている私はサッパリ理解できないのである。頭を二、三回傾げた後に、「なるほどそうかも知れない」と思う程度である。

大体、足し算も心もとなく、「7＋5＝12」とパッと出てこないもどかしさである。ある時、台所で飯を炊いている母に「足し算、どうすればいいのかな」と尋ねたことがある。

母の答えだが、

「手の指で7…そして8、9、10、11、12と数えれば良い」というものであった。母も母である。でも、その手を試験の時によく使った。

「おい！　肥田、何をしているんだ！」と先生に尋ねられることもあった。まさか「足し算をしています」とも言えないので困ったことも度々である。私が得意だったのは「技術・家庭」「社会」「理科」「英語」「音楽」。不得手なのは「数学」であった。その頃考えたのは「数学」の十点も「技術・家庭」の十点も同じだということであった。家に帰ってきては、ノコギリの引き方、体育のルール、音符の読み方、歴史の年号、こんなことばかり必死に暗記していた。

このような学習法であったため、私はどうしようもないほど悩んで困って「死にたい」とも思えるくらい、長く暗い受験時代を過ごす羽目になってしまった。

同級生は私の猛勉ぶりを知ってか、私に「点取り虫」という渾名をつけた。頭脳の良さではとても適わないと私が脱帽していた友は「計算機」と呼ばれていた。

この頃、伊東の祖母のもとに、意気揚々と通信簿を持って行ったことがある。

もちろん成績が上がったので、「褒めてもらおう、そしておこづかいも」という下心があっての事であったが、その時の祖母の言葉は次のようなものであった。『私には学問のことはよく分からない。女に持てる男になりなさい。』『男は法螺ぐらい吹けなくてはいけない。法螺を吹いているうちに、法螺が当たることもある』。私は呆気にとられた。てっきり褒められて、こづかいもと期待していたのに「女に持てる男になれ」「法螺も吹ける男になれ」とは……なんのことか分からず、がっかりした。最近になって、その言葉が非常によく分かるようになった。要するに魅力的な男に、溌剌とした男になれということだった。

祖母から見て、私はよほど魅力がない男だったに違いない。

この祖母が実は「父の二番目の育ての親」だったことを私は、ズーッと後になって知った。私は、この敬愛すべき祖母と血の繋がりが無いことを大変悲しんだ。祖母は周囲の人に「孫の中では、どういう訳か大二郎が一番可愛い」とよく繰り返して言うのである。

この頃の私ときたら「俺は優等生だ、俺はまじめだ」という自意識が過剰で、周りの人が笑いころげている時でも、そして本当に笑いたいときでも自分を押え込んでいた。夕方には、村出身の小学校の先生がやっている小さな塾にせっせと通って猛勉強を続けた。

中学二年の三学期のことだ。三つの村の中学校が一つに統合され、今までの二クラスから五クラスへと増えた。ちょうどこの頃、頬が腫れて、多分おたふく風邪になってしまったのだろう。伊東の病院に三週間ほど入院するはめになったが、休み明けの試験で、なんと全校でトップになったのである。今でも憶えているが、数学は三十点満点中八点と悪かったが、例の「技術・家庭」「社会」「体育（理論）」等の科目で大量得点をしたのであった。

私はこの頃、向こう見ずにも「東京学芸大付属高校に進学したい」とか「東京へ行って勉強をしたい」とか言って父を悩ますことになった。しかし結局、静岡県東部地方で一番の進学校であった沼津東高等学校への進学を志した。このため、沼津の中学へ越境入学することになった。中学三年の二学期のことである。幸いにも担任の先生の伯父さんが沼津市の教育委員長だったこともあり、なんとか沼津市に転入できたのだった。

沼津第四中学校の同級生は、困った生徒の出現にさぞかし驚いたことだろう。ガニマタ、言語障害、そしてよく遅刻する生徒。それまで、私は伊豆のいちばん辺地の山里から出たことはなかった。家との連絡に電話を使うとか、電報を打つとかについて全く頭になかった。

ある時のことだ。I先生が、高校へ出す内申書を書く際に、「君の足の病名は何て言うのか？」と尋ねられた。

「先天性O脚」

こんなくだらない病名を近くの医者に聞きにいくために、わざわざ二時間もかけて家に帰っていくような世間知らずだった。


下宿したところは、父が昔闇屋をやっていた頃の知人で、おばさん一人の家だった。私が自由にできる部屋といったら、玄関脇の狭い二畳一間であった。トイレの電灯をつけっ放しにしようものなら、ものすごい剣幕で怒られた。私は朝三時か四時ごろまで勉強。おばさんは朝五時頃に働きに出るので、麩《ふ》が一つしか浮かんでいない、ただ色がついただけの味噌汁を自分で温めながら、冷や飯を食うという生活だった。これまでなら、何を食べても「ああ旨かった」と言っていた私でさえも、この時ばかりは不味くて食えなかった。

昼の弁当もひどかった。ある時などは箸が別々で色違いのものが入っていた。弁当を開いてはみたものの、おかずの少なさは我慢できる私であっても、さすがに同級生の前で食べる勇気はなかった。

私は、三日に一回は遅刻していた。十時、ひどい時は十一時の登校である。自分が情けないやら、クラスの皆に悪いやら、もう最低の中学三年生であった。夜、机に向かっている時、隣の家の風呂場で「ワイワイガヤガヤ」と賑やかそうな家族の声がするのを聞くと、自分が望んで選んで来た道とはいえ、哀れで家恋しさに涙を流すことも度々であった。日曜日など近くに住んでいる友達が、こっそりと「どんなところにいるかな」とばかりに、家の外をウロウロしていた。私は、下宿の外にある流しの中で、一週間分の下着を洗濯板でゴシゴシと洗っている、そんな日々だった。

どういう訳か、三学期にクラス投票で「副委員長」に選ばれた。きっと皆、ふざけて投票したのだと思うが、クラスの皆にはとても親切にしてもらった。クラス委員長であったM君は、私が国語の文法(特に古文)をさっぱり分かっていないのにびっくりして、放課後、わざわざ貴重な自分の時間を犠牲にして私のために丁寧に特訓をしてくれた。(M君は残念な事にC型肝炎で亡くなられたようだ。)数学の先生には教師用の参考書をプレゼントされ、担任の先生に至っては、もうもう物心両面から大変お世話になった。

このころになって、なんと驚くなかれ、初めて算数の加減乗除の方法を再習得したのである。すなわち掛算、割算は引算、足し算よりも先に計算するということを!

5－3÷2＝3・5 (正解)

5－3÷2＝1 (不正解)

そんなこともあり、村のガリ勉も都会の学校では学年で三十番内外であった。成績は勉強時間に比例するものだとばかり思い込んでいた。今から思うと、なんとなんと貴重な時間を……。

第二章「沼津東高校」

晴れて志望校の名門・沼津東高等学校になんとか入学。これで大いばりで念願のゲタをはいて故郷に帰れると大喜びだったが、実のところはやっとスレスレで合格できたようだ（多くの学生は靴の代わりに下駄をはいていた。これが東高の伝統であった）。

しかし東高は、なんだか変だった。能力別クラス編成が存在するのである。能力別クラスとは、生徒を西コース、中コース、東コースと大きく三つのグループに分け、かつ、それぞれをクラス分けするのである。

西コースは十一、十二、十三、中コースは十四、十五、東コースは十六、十七、十八のクラスである。それが成績順で構成されている。

私は東コースで七組か八組、ホームルームは三組の教室である。つまるところ数学と英語がダメだから、その授業はビリと、ビリの一つ前の組で受けるのである。

田舎者ゆえ、能力別クラス編成なんてことつゆ知らず、東高合格とともにのんびりしてしまった。合格発表後に行われた別のテストの方が能力別クラス編成に重要なものであったと後になってから知った。とにかく、このシステムは最悪であった。朝のホームルームは三番目、これが終わると七～八番目

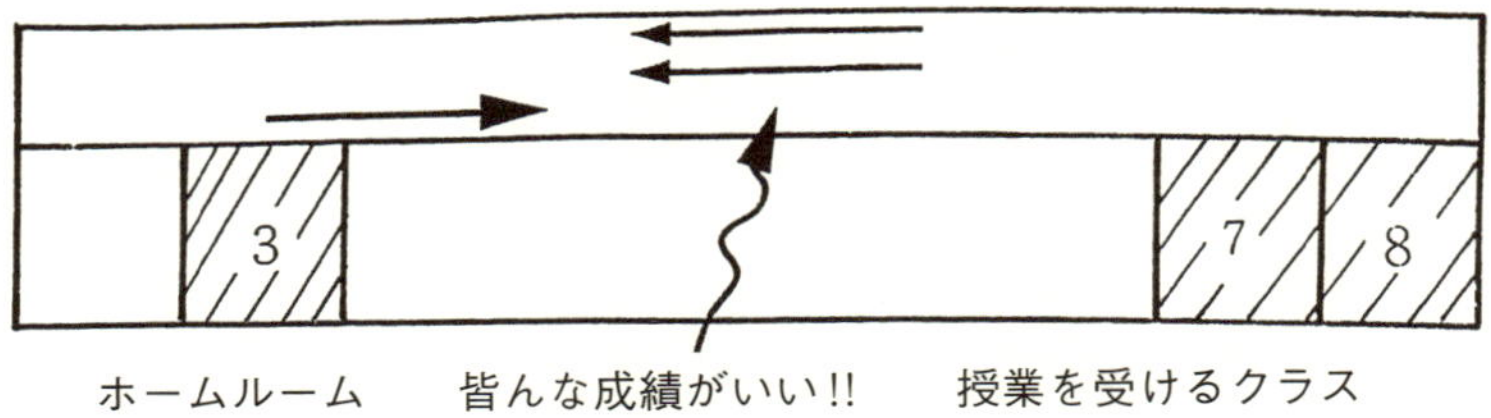

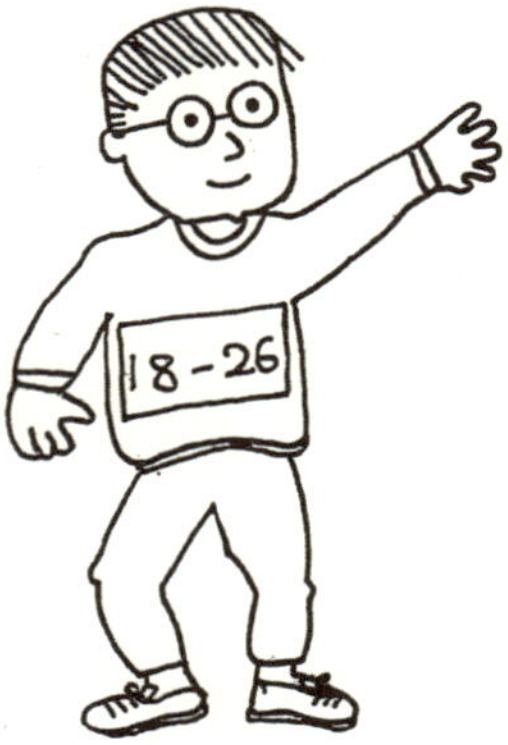

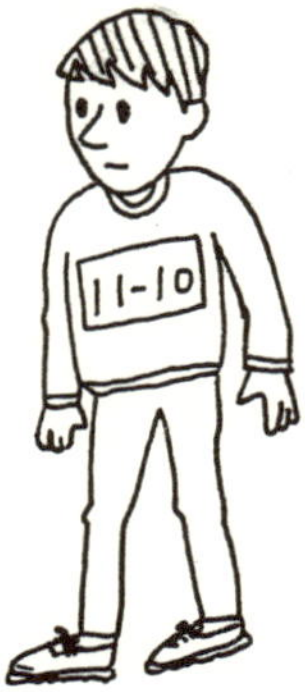

のクラスに移動する。その間にすれちがう人達は、すべて自分より成績がいいって訳だ。

その挙句に体育のときも、御丁寧にクラスの番号入りである。私の胸と背中に「18—26」などと、番号を付けるのである。ちなみに中学の時の委員長殿M君は「11—10」であった。そして何と可哀想なことに、年に一度の体育祭やボート大会のときも、この番号入りの運動着を身につけるのだ。

これでは、参加者はもちろんのこと、父兄にも、可愛らしい大勢の女子高生にも、「私はこのとおり成績がさっぱり振るいません」と公表しているようなものである。また、実際に私と一緒にプラカードを掲げたり、ゲームをするのは嫌だと拒否した「ひどい女の子」も存在した。

感受性が一番強いこの時期に「お前は劣等生だ」との烙印《らくいん》を押されたようなもので、中伊豆の優等生もまるでダメだった。

いまでも憶えているが、最初のテストは一七五番であった（沼津四中のクラス委員のM君は三番でした）。その後、卒業するまで一度も、これ以上の順位はなかった。最低はなんとビリから五番であった。全然勉強しなかった訳ではない。むしろ、勉強につぐ勉強をしていたのにである。

一年の夏休みなど朝の五時から夜遅くまで机の前にかじりついていたし、下宿のおばさんから「今度は、百番以内は確実だね」と、お墨付きをもらった程であるが（新しい下宿の主人は東高にいた教師であったし奥様も先生であった）、その結果は四〇五番とビリから五番であった。

沼津東高校時代、私は写真部に入っていた。その隣に化学部があった。そこに一級上のTさんという秀才がいた。その人は数学や化学に抜群に強い人だった。東高の試験でも常に三〇から四〇番以内であった。その東高では、二十人くらいが東大に合格する。東北大にも二十人位が合格していた。そのTさんがいつも昼休みに「肥田は数学ができないなあ！」といってニコニコしながら教えてくれるのである。

彼は現役のときは国立大学の医学部を受験したようだが、一浪して大阪大学の工学部に入った。自分の入学時の成績が大阪大学の医学部にらくらく入れた立派な成績であることを知ってから、その後、ある意味人生を棒に振ったようなものである。彼は大学卒業後に一流の製薬会社の研究室に勤めていたが、三～四流大学出身の医者のところへ薬の説明などに行くと、自分よりも成績の悪い医者の方が横暴であった。

「コノヤロー」と思い嘆いていた。彼は、性格的にちょっと変った人になっていた。極めて残念な事である。

私のように成績が悪くて先生方に「絶対合格できない」と言われ続けた人間と、学力は十分にありながら最後に心がちょっと揺れ動いてよそに行ってしまった人間には大きな哀しい差が出来るようだ。

もう一人のNさんは伊東高校より二年次に編入してきた先輩だったが、やはり化学部に入っていた。学年で五本の指に入る秀才であった。彼はある時かたわらにシューベルトの「冬の旅」のレコードアルバムをたずさえていた。有名な歌曲だ。音楽への憧れ、総ては大学に入ってからだと考えていたのだろう。

この頃の勉強方法たるや、こうであった。先輩のTさんの周りをいつも金魚の糞のようについてまわり、その極意を教えてもらおうと四苦八苦していた。そして「あの本がいい」、「この参考書にあの試験問題が出ていた」と言われると、すぐさま本屋にとんでゆき、数学の参考書ばかり何冊も買い込んだ。得た知識たるや、参考書の

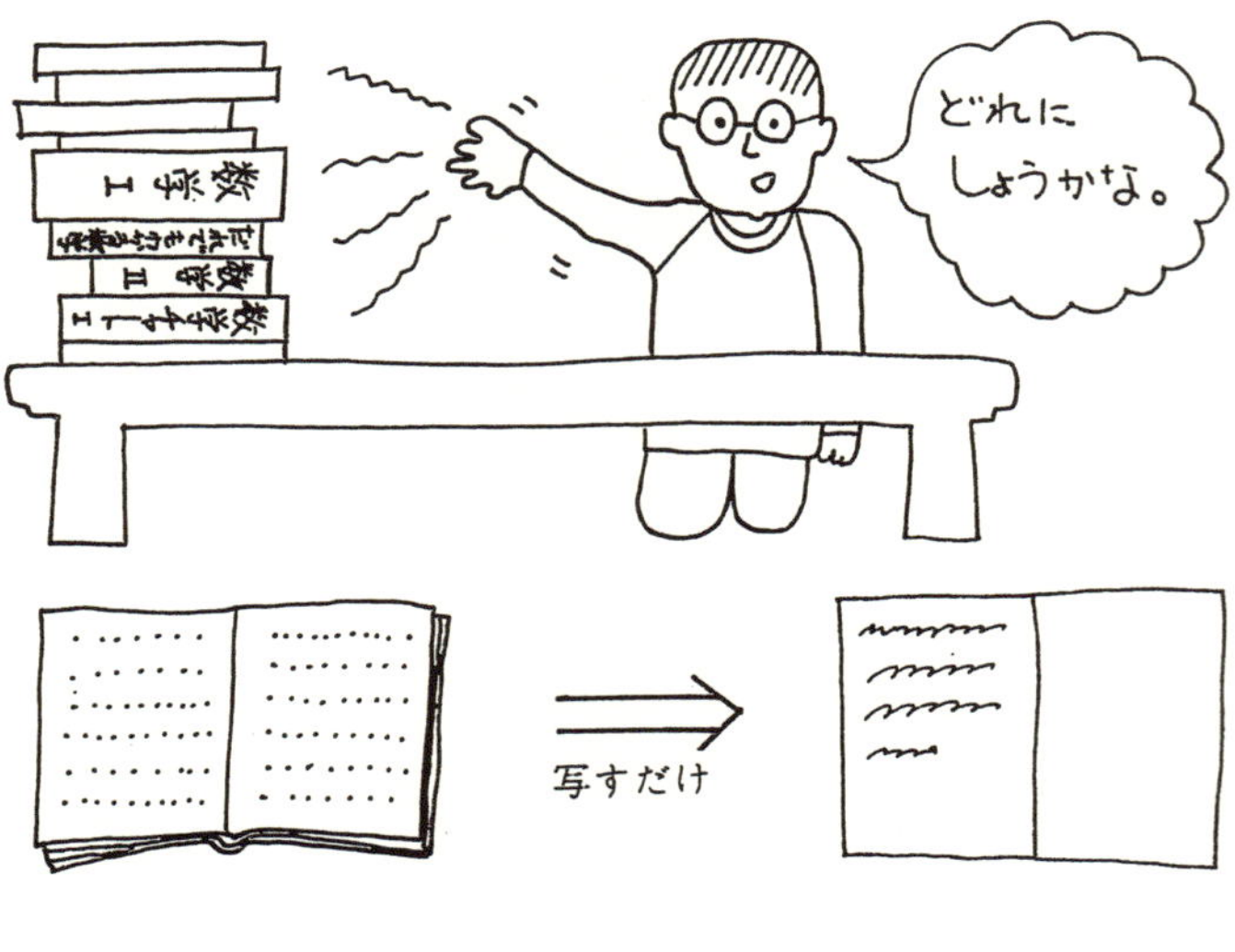

名前だけである。

その他の科目の勉強の方法も似たり寄ったりであった。その頃の私は意外にも綺麗好きで整頓好きであったから、試験の前二ヵ月頃より化学とか生物とかのテスト範囲の勉強を始めた。丁寧にノートを作るのである。今から考えると、勉強イコール**「写すだけ」**であった。「ああ、今日は五時間」「今日は六時間勉強した」と自己満足するのである。**大脳はまるで働いていない**し、どこがポイントか全然分からない。

「肥田君、数学が出来ないって、そんなに文句言うんじゃありませんよ」と津田塾出身の胸ペチャ、度の強いメガネの女教師に厭味を言われたこともある。「こんちきしょう！　いまにみてろ！」「ペチャパイ野郎！」と思った。世の中の価値基準は、学業の良し悪し、特に数学が出来るか出来ないか、であった。「百点＝良い人間」で「五点＝悪い人」。このパターンだからなあと私はいつも嘆いていた。その頃の私ときたら、本当に数学が五点とか、よくて十五点なのである。

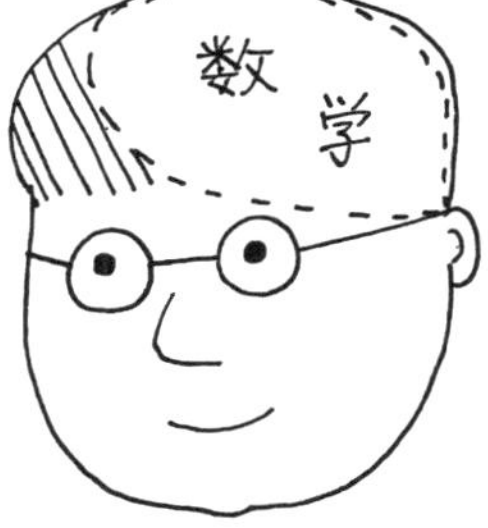

挙句の果てに、先生が黒板にスラスラと解答を書こうものなら「ヘエー先生って頭がいいんだなあ」と思わず口に出して叱られたほどである。「数学のために俺の人生変わってたまるものか」と考えていたのだが、毎日毎日、敗北の日々であった。

しかし、東高の教師の中に、出来の悪い私を終始励ましてくれた国語のI先生がいた。職員室に試験結果を持ってゆくと添削してくれたり、「横」という漢字の右は「田」ではなく「由」であると教えてくださり感謝の毎日であった。

「名門校へ入ったのに突然油絵の道具を買ってくれと言われたのにはガッカリした」とは父の言葉であった。「自分の志を達成しようと名門校に入ったのに油絵とは何事か」。ごもっともな話である。

私ときたら日曜日になると、風景か絵でも描こうとキャンバスを自転車にのせて、山へ海へと出掛けていった。もちろんのこと、腕前は小学生と似たり寄ったりであった。なんとかして満たされないもの、性的欲求に代表されるような得体の知れないような物を克服しようとしていた。

やること為《な》すこと、万事上手にゆかないのである。そして困ったことに性欲が出てきた。沸いてきたのである。

学問の事ばかり熱中していたので、性へのめざめというか、そのような事については、どうも奥手であった。中学校の半ばまで「オスとメスが一緒にいると、どうして子が生まれるのか。タマゴとは何か」と村のニワトリ小屋の前を通りながら、いつも不思議に感じていた。

ようやく「その事」を知ったのは中学二年の保健体育の授業だった。従兄弟の部屋に忍び込み、秘密多き魅惑的な雑誌から「オナニー」とか「セックス」とかの文句に何か淫靡《いんび》なものを感じながらも、本質的には何も理解できないでいた。

わけも分からないのに、その性欲たる熱情に支配されだした自分に対して、恐れおののいていた。そして聖書とか、大江健三郎、倉田百三とか「平凡パンチ」とか、性的なものに触れている本を読み出した。

大江健三郎の本で〝オナニー〟を知って実行してみたが、何と可笑しいかな、出たのは「おしっこ」

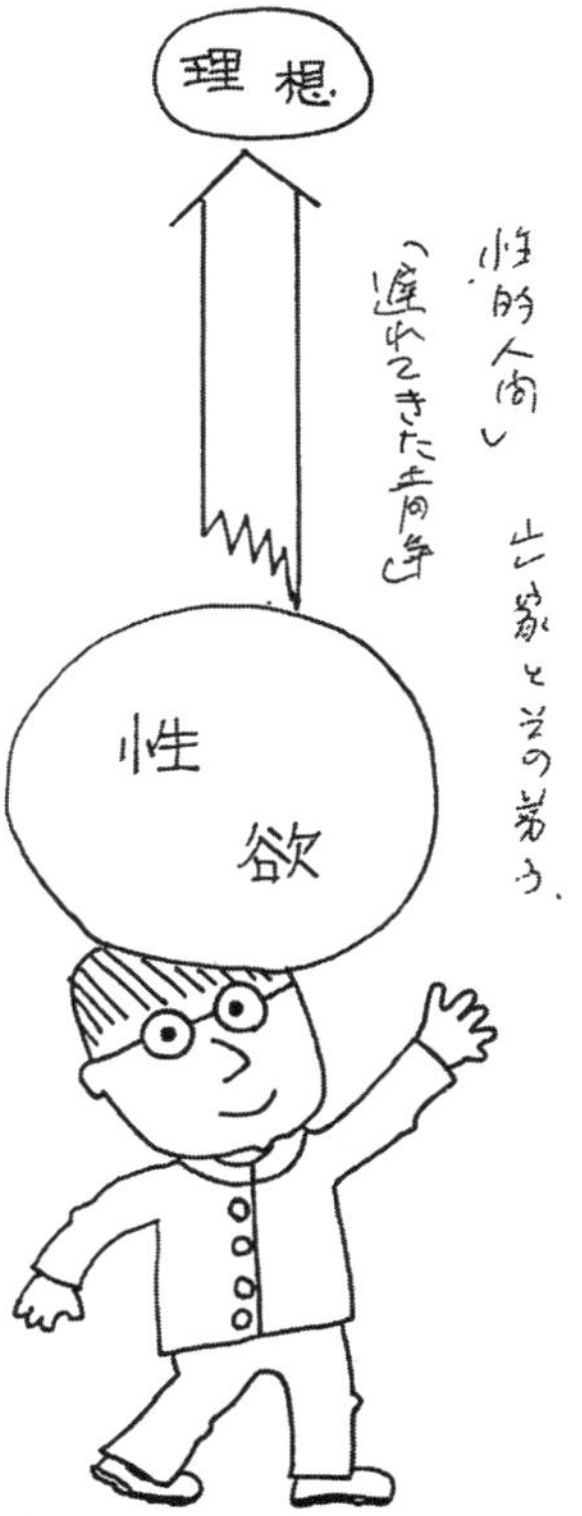

であった。このころの私の性欲たるや、全くの自分一人のものであり、彼女を作って性欲の対象にする……などという発想は、まるで浮かばなかった。しかし、彼女を持ちたいという願望は人並にあった。でも現実は甘いものではない。

例のＯ脚のせいで、ひどく憶病になっていた。座ってさえいれば、そのことは他人に知られないし、人前ではなるべく歩かないようにしていた。

故郷へ帰る電車に乗っていて、素敵な女学生と視線があったりすると「困ったなあ、どうしよう、どうしよう」と戸惑っていた。名門校のしるしである下駄をはき、顔にはまあまあ自信があったが……。そしていつも、全員が降りるのを見はからって、誰も後ろからついてこないのを確認して最後に電車を降りた。そして、その度「なんとか勉学で身を立てなければいけない」と決意していた。自分の不遇なことを嘆いている余裕はないように思えた。

「なんの仕事について将来を生きてゆこうか」ということが最大の関心事であった。単純に計算して大学を卒業するまでの約六〜七年の間に、何を身につけ、何を武器にして、この世の中を渡って行こうか。その事が一番の問題であった。すぐにでも結論を出さなければならない課題であった。

「何のために自分は存在するのか」
「何をするために生まれてきたのか」
「何が自分にとって一番大切なものか」

についてよく悩んでいた。

シュヴァイツァーという人をご存知だろうか。私は彼の虜になった。シュヴァイツァーはドイツ出身のアルザス人でフランスの神学者、哲学者、医者、音楽家であり、キリスト教の神父でオルガン奏者である。三十歳の時、医療と伝道に生きる事を志し、アフリカの赤道直下の国ガボンのランバレネにおいて原住民へのキリスト教布教と医療活動に生涯を捧げたと言われている。

「生命の畏敬」への哲学などでも知られ、世界平和に尽くした功績でノーベル平和賞を受賞した。「密林の聖者」とも呼ばれている。私は高校時代にシュヴァイツァーの本をよく読んだ。また、沼津東高で行われた講演会で、シュヴァイツァーと一緒に数年働いたという日本人ドクター高橋先生の話を聞く機会があり、その講演を聴いて「私の目指す道は医学だ！」と思うようになった。

私は小学校・中学校時代、休日になると狩野川の支流の大見川で鮎などの川魚を取ったりして遊んでいた。しかし、シュヴァイツァー博士の、生きているものを大切にするいわゆる「畏敬」の念を知り、魚を取る事を一切やめた。それまでは狩野川で鮎を一、二匹取ったといって、監視に見付かり警察へ連れていかれたこともあった。

「花菱」の前の小道を五十メートルほど行くとつきあたりにS医院というのがあった。S先生は毎週水曜日ともなると、きりっとした和服姿でオペルというドイツの車に乗り込み、長岡に唄いとか三味線を習いに行くということだった。「お医者さんというのはいい仕事だな。経済的にもいいし、精神的にもいいなあ。とりあえず私はドクターになっておこう」と考えるようになった。

高邁なる精神、高尚なる精神とでも言おうか、そういう現実面と精神的な豊かさ、清らかさをマッチさせるのに医学という道はすばらしいのではないかと思うようになった。

将来は、看護婦さんを二人位使って小さな診療所でも開いてみたいな、というのが私の夢であり、希望の光であった。もちろん自分の能力の範囲内であるのかないのかは別にして、そこまで自分を成長させれば何とかなるのではないかと、考えていた。

その当時の私を魅了した人がもう一人いる。亀井勝一郎さんだ。亀井勝一郎さんは大和心というものを書き「大和古寺風物詩」など、その当時の若者を魅了した文化人であった。聞くところによると、彼のかつての主張と晩年の姿があまりにかけ離れたものであったため、最近では語られる事が無くなってしまったという。

倉田百三の『出家とその弟子』『愛と認識との出発』には、いわゆる性的な欲のことが書かれている。いわゆる若者の悩みというものを書いている。私達の年代より十〜十五歳上の方が熱中したような本であった。私はそのような本を愛読していた。しかし、芸術というか文化というか、あまり、長い年月を超え、永遠に残るものは真剣なものなのでは？

内村鑑三さんはキリスト教徒であり札幌農学校（現・北海道大学農学部）で学んだ方である。

「後世への最大遺物」は

〈何のために生きるか、何を求めればいいのか、大切なものは何か〉、と問いかけているのだが、結局彼は人生は

〈お金を稼ぎなさい、あるいは先生のように人にものを教える仕事につきなさい。そのどちらも出来ない人は「高尚なる生き方」をしなさい〉と言っている。私の好きな彫刻家、萩原守衛さんの美術館に行くと内村鑑三さんと一緒に写った写真があり感動した。

寺山修司さんという青森高校出身の劇作家がいた。

「君が歌うクロッカスの歌もわが家の家具とせむ」、という有名な詩がある。あなたがいつも歌っているクロッカスの歌は、我が家の大切な家具の一部だよ、というような青森県出身の破滅的な作家で、彼は非常にすばらしいと思った。

また、中学校の時に「不良の音楽だ」と決めつけ、「俺はあんな音楽は聴きたくない」と思ったのがビートルズだった。

「イエスタデー」「レット・イット・ビー」「イエロー・サブマリン」など、今では非常に素敵な音楽だと思う。モーツァルトに匹敵するほど素敵なものだと思っている。

違う話をしよう。私の性格は現実的・俗物的である、という話だ。

中国の鄧小平の話として「白いネコでも黒いネコでも、ネズミをいっぱい取るネコがいい！」要するに「資本主義でも共産主義でも物質的に恵まれた方がいい」というような話である。

はっきり言うと、私は次のように考えている。学生時代にスポーツなんかしてはいかん、絶対スポーツなんかするな。スポーツなんかで将来身を立てることが出来る人は少ない。スポーツをやったからといって根性が生まれるわけではない。爽やかになんかなれない。ガリ勉でコツコツ勉強してきた人に最終的には負ける。

スポーツを見ていると、その瞬間の美しさの虜になる。まさに瞬間の美である。スポーツは得になるからするのではなくて、あなたの心得を清めるためにあるのだ。精神を高揚するためにあるのだ。だから若い時には一生懸命スポーツをやって気持ちを豊かにしよう。努力できるような人になろうという言葉に騙される。

私も中学時代に卓球部というマイナーな部活に籍を置いた事がある。

放課後、大工の見習いや土方の子分をやっている卒業生、いわゆる不良の先輩が突然やってきて、「お前ら、たるんでる」「うさぎ跳びで体育館を十周」などと、できそうもない無理難題をおしつけてきた。彼らは学年の上下こそが全てだと思っているのだ。

私はそういう考えには反対だ。能力がすべてで、歳が上だから下だから云々ということはないと思う。地球四十六億年の歴史から言えば、十歳や二十歳ほどの年の差など「糞くらえ」だ。

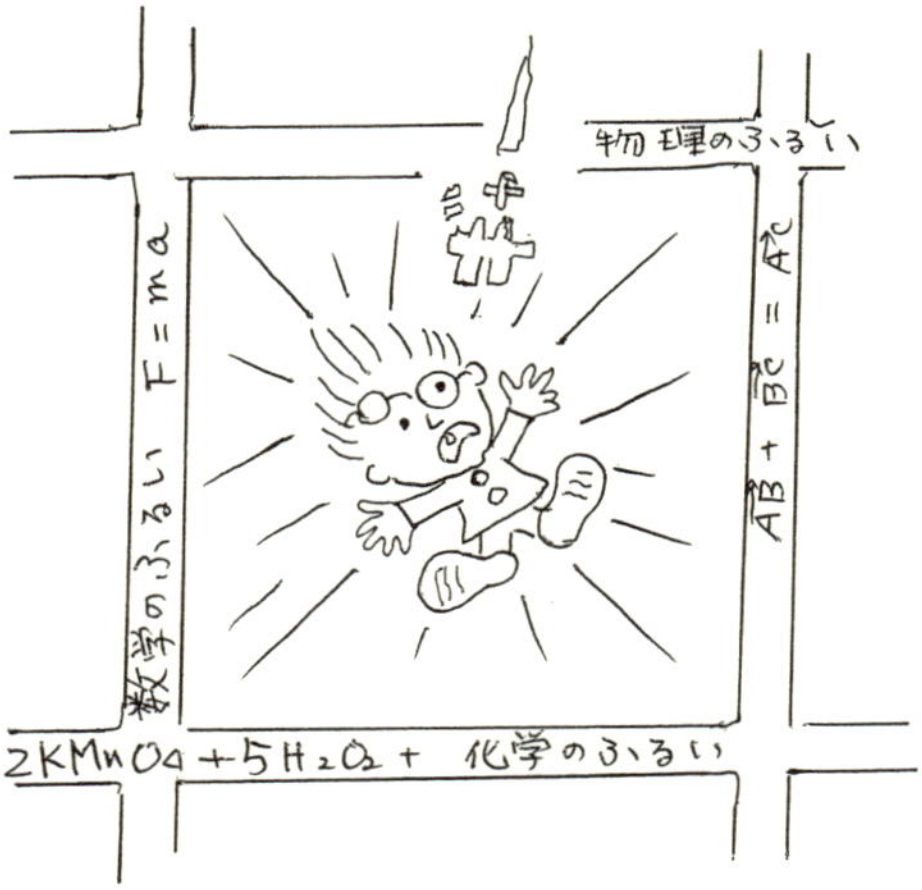

日本社会では中学・高校・大学に入るにも試験があって、大学を卒業しても試験があって、その先にも試験があって……試験、試験、試験だ。その大事な時に、運動、運動、運動という人は試験の時に成績が振るわない。コツコツ勉強してきた人に入学試験の時に負けてしまう。爽やかなスポーツ青年が、メガネをかけた近眼の青年に負けるのだ。

大学だが、毎年、東大に三千人入る。京大に三千人入る。医学部にも八千人くらい入る。入試で必要とされるのは、数学とか物理だ。しかし残念ながら、数学や物理は実生活ではほとんど役に立たない。医学の世界でもほとんど影響しない。ただそれはふるい分けの道具に過ぎない。大きな穴のふるいに人間はかけられてしまうのだ。ほとんどの人は落ちてしまうのである。高校の学習は旧態依然としていて、微分・積分、物理などを相変わらずやっている。それは、ほどほどに解ければいいのではないだろうか。暗記して一浪、二浪……六浪までしてすべきような事ではないだろう。誰もこの事にはふれない。

現代の入学制度は古すぎる。時代にマッチしていない。コンピュータ学とかもっと面白いものにした方がいい。私のような利己主義的な超現実主義的な人間が増えてきて、あまり面白くない、楽しくない事が多くなってきている。

「よし、日本を変えよう！」「入試制度を変えよう！」と主張する総理大臣や文部科学大臣が現れるまで待つしかないし、誰かそんな若者が出てきてくれたら、と思っている。

受験勉強ほどくだらないものはない。もっと世の中には大切な事がある。もっといっぱいある。ドクターになるにしても色々な方法があっていい。たとえば消防士の中で優れた人はドクターにする。看護師の中でも優れた者はドクターにする。そういう制度を作っていただきたい。

老人保健施設にドクターはいるが、医療制度上、医療行為は出来ない。そういう施設のドクターを生かすというか、もう少しうまく使うシステムにしていかないとまずいと思う。

また、日本人は検査を受けすぎだと思う。健康な状態で健康診断を受け、基本検診や特定検診を受け、病気になってまた検査を受ける。診療カードに個人情報を入力しておいて、どこの病院でも過去の情報をチェックできれば必要以上の検査をしなくても済む、というシステムにしないといけないと思う。実現するにはインフラ投資に莫大なお金を必要とするが。また、生活保護受給者への薬はジェネリックにしてコストを削減しなければいけないと思う。日本という国は非常に社会主義的な国で、これは将来滅亡の道を歩むとしか思えない。

生活保護の人は十分な検査や治療を受けられて、一生懸命働いている人は支払いが大変だったりして十分な医療が受けられないという事になりかねない。

日本は、なんでこんなに社会主義的な国になってしまったのだろうか。決定するのにも時間がかかりすぎる。

国から貰っているだけで国を支える事がおろそかになってきている。

そういう社会はまずい。私もいっぱい税金を払っている。仮に、一年間で一億円の税金を払っていたとする。しかし、払った以上の価値のサービスを国から貰っている可能性がある。ドクターは国の保険制度に守られて仕事をしているわけだから、国からそれだけ大きなものを貰っている。だから、国へそれだけ大きなものを返さなければいけない。

やはり、ギブ・アンド・テイクである。国のために何ができるのかという事が大きな問題である。だから、生活保護を受けている人は、より多くのものを貰おうなどと考えてはいけないと思う。農場や工場を併設する生活保護村を作って、自分達で働いてお金を儲ける。食事は何とかするけど国の負担を少しでも減らす努力をしていかないとまずい。このままでは日本は潰れてしまう。

共産主義は潰れたし、平等主義も必ず滅びるだろう。世界みんな平等という制度では、必ずサボって楽をする人が出る。そういう人こそ多くの欲望や権利を主張して日本を壊してしまう。我々はこの美しい日本の形作りをきちんとしていかないといけない。自衛隊の問題、原発の問題は、きちっとしていかないとズルズルだ。民主主義というのは必ずしもベストの制度ではないだろう。

もしかしたら、古代ローマ時代のように清廉潔白な賢人が政治を動かした方がいいのかも知れない。

しかし、実際の政治は理想を追求するのではなくて、利害関係を調節してやっている。ある種の権力闘争のようなものだなと思っている。

正直なところ、私は「人間性（ヒューマニズム）」という言葉によい印象は持っていない。人間というのは個人だと良い面を現す。しかし、集団になると人間の悪い面が出てしまう。

これが人間の限界である。


さて、元の話に戻ろう。

医学部進学を目指したとはいっても、学校の成績から考えてみると無謀であることは確かであった。担任の先生に「医学部を受験します」と言うとポカーンとして開いた口が塞がらないという感じで「好きなようにしたら」という返事だった。「男一匹、初志を貫きます」と言ってはみたものの、自分の実力を十分に認識していた。でも、運が良けりゃ、試験の山さえ当てればと意外と楽天的にも考えていた。

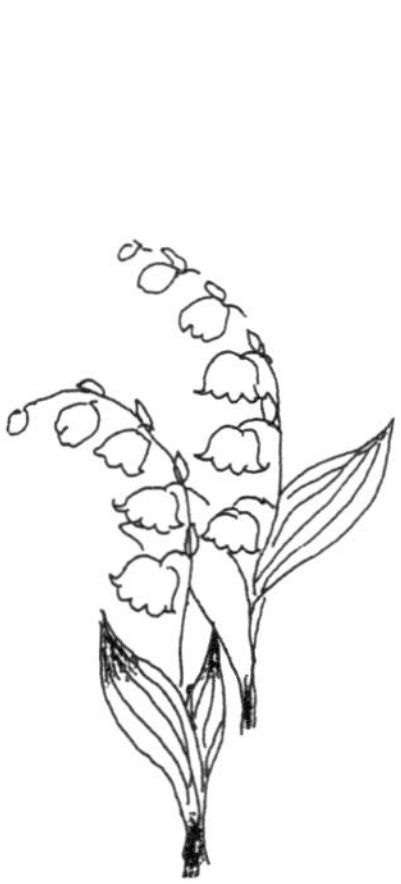

そして北海道大学に憧れた。

雪の降る街、青年よ！　大志をいだけ。ポプラ並木、スズランの花にも心を奪われ、恵迪寮《けいてき》に入るんだと寮歌まで覚えた。札幌の街に初めて行ったとしても、どこへでも少しも迷わずに行くことが出来るほど地理にも詳しくなった。地図の上で札幌の生活を楽しんでいたのだ。入学したら、時計台にも植物園にも行こう。サッポロビール園にも、夜のススキノにも行ってみたいなあと、夢の中ではもう立派な北大生であった。実際の学業はといえば、数学はなんとか十〜十五点も取れるようになったが（もちろん百点満点）北大医学部はどう贔屓目に見ても無理であった。

例の能力別クラス編成だが、三年の時点で四組か五組に出世したものの学年での成績は中の下か下の上であり、到底北大は無理なレベルであった。高校では十〜十五人くらい毎年東大へ合格していたし、同じくらいの人数が京大へも入っていた。

希望を叶えるには、少なくとも五十番以内に入っていなければならなかった。

当時の北大の入試科目は特殊で、理科は物理、化学、生物、地学で、社会は世界史、日本史、地理、倫社であったが、それぞれ十二題中より六題自由に選択する方法であった。社会は頭の良し悪しに関係ないので何とかなったが、困ったのは理科である。「化学」はまるで化かされたかのように全然分からない。基本である「モル」や「当量」が分からない。仕方がないので物理と生物を選択した。（この選択方法はわが高校では私の他に一人いただけであった。）もちろん物理も化学と五十歩百歩なのであるが。

「女の子には相手にされない。性の問題には一人悩む。俺はなんて不運なヤツだ」と考えながら夜の狩野川のほとりをぶらついた。「このまま死んでしまいたいなあ。だが一回でも百番以内に入らなけりゃ死ねないなあー！　見上げてごらん夜の星を……世界って大きいんだなぁー　あの星からの光が届くのに何百年も何千年もかかるっていうんだから……数学が出来ないことなど、この世の中の広さに比べれば小さな、ほんと小さなことだなあ、でも数学で一生を棒に振る訳にはいかないいなー」と決意を固めていた。

ついに受験シーズンである。志望校の決定である。東高での三年目の成績は確か四百十人中二百七十番くらいであったから、北大医学部はどうみても無理。英語が全部できて、社会の山がズバリ当って、理科で完璧に答えたとしても、不合格は間違いないと周囲から見られていた。

高校の同級生十人余りと付き添いの教師とともに特急と青函連絡船を乗り継いで、夢にまで見た冬の北海道、雪の札幌へ初めて渡った。「こんな大きな街は初めてだ」と感動させる街並み。まるで映画のワンシーンのような札幌駅前。ガタン、ガタン音を立て粉雪を撒きちらして進む路面電車。全国にその名を轟かす北大の恵迪寮。遠くロシアにでも来たような、凍りつくような寒さ。結露した窓越しに見える雪の舞。

俺はここで新しい青春を送ることになるんだなあ。北大の、広大でどこまでも続く巨大なキャンパスを歩きながら、いまこそ長年の精進の成果を出すのだと、意気揚々としていた。武者ぶるいをしていた。

試験だが、北海道を目指す特急列車の中で勉強した世界史と生物の山が、もの

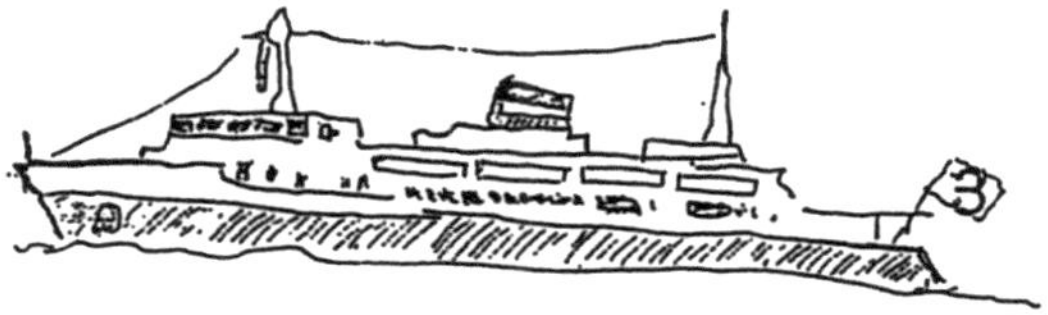

の見事にあたり楽勝だと思われた。数学はやっぱり散々であったが、まあ合格圏内には入っているんじゃないかと気楽に考えていた。

札幌からの帰りは、浮き浮きしていた。

家に帰っては、「にわかクリスチャン」になった。聖書を開いて、お祈りさえ欠かさなかった。真面目に勉強して来て、ましてシュヴァイツァーに憧れるような高尚な考えを持っている私なら、きっと合格まちがいなしと確信していた。

しかし、結果は……不合格であった。

（注）私が医学部を志望した頃は新設の医科大学が出来る以前の事であった。田中角栄内閣が昭和四十八年に一県一医大を構想して秋田大学、旭川医科大学を初めとし浜松医大から琉球大学に至るまで十七医科大学が新設された。私立も杏林大学、帝京大学を初めとして十七大学が新設され、現在全国では、約八十校の医学部がある。

第三章　「一浪目」

北大一本で頑張ってきたため、後は何もすることがなかった。予備校に行こうかどうしようか迷ったが、実のところお金もない。仮に行ってたとしても予備校の授業についてゆけるか心配であったので、自分の弱点である数学や化学等をじっくりやろうと決意し、自宅浪人をすることにした。

ただ、実家にいては「飲み屋の騒音」から解放されないので、川向かいにある、店のお客さんの古ぼけた農家の一室を借りることにした。まさに「浪人」に相応しい環境であった。

その部屋の大半は、日光が入らず、壁の大部分は崩れかけ、変色していた。畳の間には不思議なことに蚤さえ住みついていていた。

実家とこの農家とを一日二往復する生活が始まった。

「数学で俺の人生が変わってたまるか。数学と心中するつもりでとことんやるぞ」とばかり数学との戦いが始まった。私の隣の部落には、受験添削指導で東大合格全国一を誇る増進会（Z会）の本部があり、そこの超難問を一日一題、五時間も六時間もかけて解くという生活であった。この方法は今から考えると最悪であった。

高校在学中は化学の勉強をするのをやめていたが、「化学と数学を攻略しないかぎり、私の前途は開けない」と一念発起して、「チャート式化学」というものを購入し勉強を再開した。その後、化学は得意科目になった。化学反応式の係数までも丸暗記していた。等量、モル、アボガドロ定数を理解すると非常にわかりやすいものであった。今となっては化学はサッパリだが、やれば出来るという自信はついた。

あと一つは数学だ。数学で人生が変わるなんてバカバカしいではないか。

沼津東高の時には数学はS先生に教わったのだが、彼女は津田塾大学の数学科を卒業し、沼津東高卒業生でもあり私達の大先輩である。「S先生は人生で数学が出来るやつが一番偉いと思っているに違いない」、「このペチャパイ野郎」と思っていた。

数学が一番出来たのはK君だった。K君は東高でいつもトップ。おまけに東大の試験を英語ではなくてフランス語で受けたという噂もある。「ふざけるな、このK」と思った。S先生はK君が一番いい人間だと思っている。

最近の話だが、大晦日からお正月にかけてS先生御夫妻を伊東のサザンクロスカントリーに三泊ゴルフ付で御招待した。しかも一番いい部屋で。S先生がいたからこそ、今の私があるんだと思っている。

とにかく、数学と化学を毎日やっていた。

一年に三回くらい東京へ模擬試験を受けに行った。上京する時の心の励みは、沼津四中で同級生だったEちゃんに会うことだった。

Eちゃんは私に二週間に一回ぐらい手紙をくれた。文通相手だ。沼津四中の三年三組の同級生だったんだけれども、恋愛感情というものはなかった。

高校三年生の一月、沼津駅でEちゃんにばったり会った。「大ちゃん、私、第一志望落ちちゃった」。「Eちゃん、まだ大丈夫だから。Eちゃん頑張って！」と励ましたのだ。Eちゃんは二次志望のB女子短期大学に受かって、励ました方が落ちてしまった。浪人中、Eちゃんに励まされた。模擬試験を受けに上京した際は、Eちゃんと喫茶店に入ってコーヒーを飲んだり、散歩したりするのが楽しかった。それが励みであった。

しかし、悲しいかな。私のコンプレックスである、O脚のことで、いっしょに歩く彼女に迷惑をかけるのではないかと思い、なるべく歩かなくてすむデートの方法を考えた。でも、歩かなくてすむデートなんてある訳ない。悲しい私の人生であった。O脚のために私はすべてを犠牲にしてしまったといってもおかしくない。

最近、O脚の手術をした方の足の骨の内側が発達しないで、外側が発達する病気があるという記事を見た。まあ、人間はあまり平等ではないような気がする。今度生まれて来る時は、出来れば足がない動物、あるいは、葉っぱみたいなものでいいかなと思っている。

田舎での浪人生活だが、決して勉学一本に打ち込めるようなものではなかった。親父とは相変わらず、「家の手伝い」をめぐって、ちょくちょく口論したし、家から五千円札を一枚引きぬいて東京へと向かったりした。山手線でボケーッと何時間もグルグル回ったり、中央線の窓から身を乗り出して「ほう！あれが東京医科歯科大学か」とじっと歯をくいしばって睨みつけていた。

同級生や隣人達とも、しっくりいっていなかった。

浪人生活も半年過ぎた頃、故郷の中学の同窓会があり、高校を卒業して働き始めた友人からは「社会というのは、浪人をしてただ飯を食っているほど甘いものではない」などと懇々《こんこん》と説教された。

彼らは、私が沼津の中学校に行くまでの間、小学校・中学校と一緒に学び遊んだ仲間だったが、半年間の社会人生活で自信満々だった。「現実はそう甘いものでない」ということを繰り返し私に説いた。

私としても、村の中学校から越境入学までして沼津の中学校に転校したのだから、友の間ではもちろん、狭い田舎の村では笑い者であった。あげくの果てには町の消防団に入る義務と責任があるというのだ。

小さな村には若い青年を中心とする消防団があったから、当然といえば当然かも知れなかった。現役で合格していれば、今頃はドイツ語やフランス語を学んでいるところだろうが、今更、消防団で「気をつけー、礼」などとやれば、ますます村の笑い者になってしまう。そんなことをすれば、私の勉強に対するエネルギーがだんだんと失われて行くであろうと危惧していた。

この年は東大入試が中止となった年であった。二期校は京都工芸繊維大学を受験することに決めた。屈辱の一年の浪人の想いを秘めて、憧れの札幌へ、北海道大学に試験を受けに行った。

北海道に行くには、当時、上野駅から寝台夜行特急「十和田」や「大雪」に乗って青森を目指すのである。駅に着くと、独特の方言が耳に入り、風情もあった。上野駅を出発して、大宮を夜の十一時頃過ぎて、青森に着くのが翌朝五時くらいだ。次に、青森駅の桟橋を渡って「大雪丸」や「洞爺丸」という青函連絡船に乗る。函館に着くのは朝八時位であった。着いた時には、グリークの「ペールギュントの朝」という名曲が流れていた。

さー、北海道へ着いたぞ。これからまた勝負だぞ。


北大近くの旅館で七人の浪人と知り合った。

東京、愛媛、地元札幌……皆、一浪だ。どの顔、どの顔も自信満々だ。

入試はやはり数学が飛びぬけて不調だ。理科ときたら、物理も化学も生物もやってあったので「どの問題を選択しよう」とあれこれ目が移り、ほとんどまともに解答できなかった。試験全体の出来としては、現役の時の方が良かったとも思えるくらいだった。試験終了後、七人の浪人と札幌ススキノの夜の街へくり出し、東京から来たという女子大生達とゴーゴーを踊った。汚い、悪臭さえ放つ服と長靴姿で「俺、東京から来たんだ。私立の医大に行ってるんだけど……」。その夜だけは東京の医大生だった。

七人の浪人のうち、三人が合格。札幌の奴は医学部、東京の奴は文類、その他一人。

私は……また不合格であった。

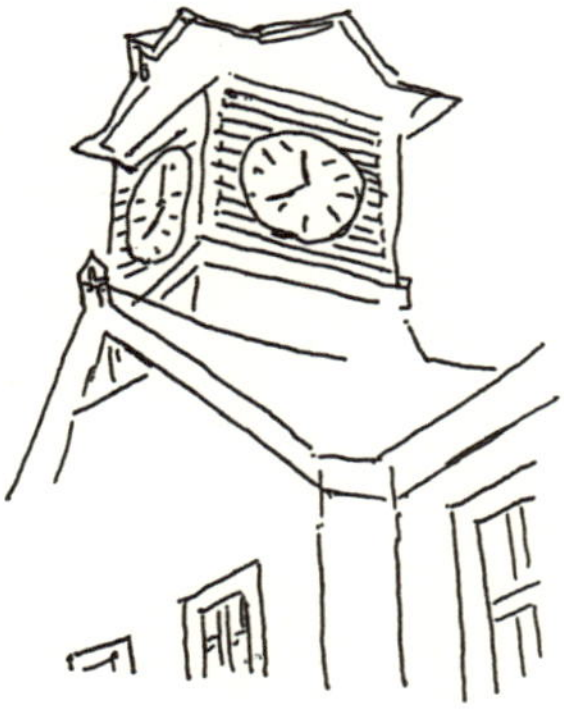

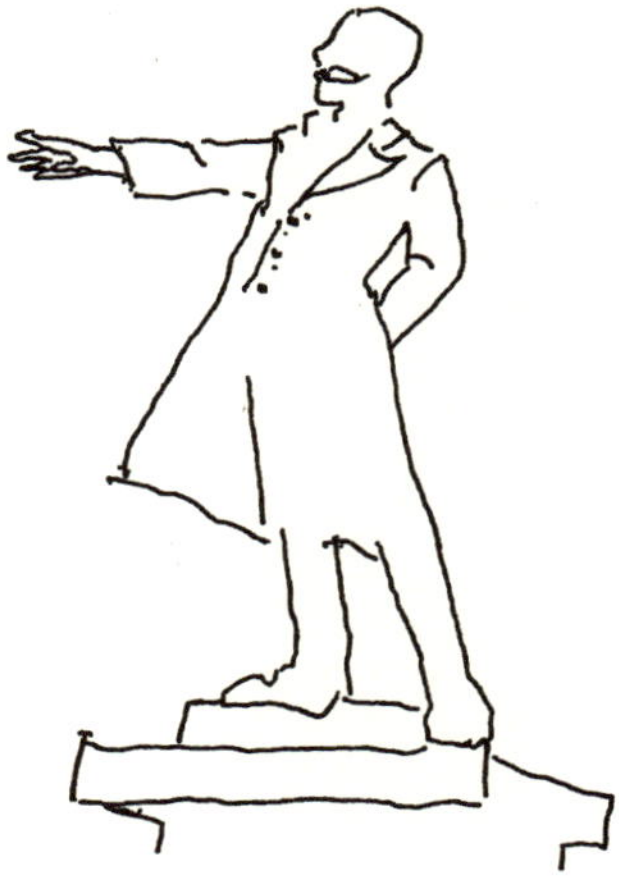

第四章　「京都工芸繊維大学～二浪目」

失意のうちに京都工芸繊維大学を受験。なんでこの大学を受験したのか、今でもよく分からない。多分、一つには自分の実力を知っていて北大など到底無理だと悟っていたであろうこと、一つにはデザインとか女性の下着を作ったりする仕事が好きなような気がしたから、その方面の大学も、とでも考えたのだろうか。

京都受験へ。旅館も受験生でいっぱい、浪人でいっぱいである。夢破れた連中でいっぱいである。京大を落ちた、大阪大を落ちた、というような受験生でいっぱいであった。この年、東大は安田紛争のあおりで入試が中止されていた。

旅館で他の受験生と口論した。「日米安保条約に反対」といえば健全なる学生と判断された頃である。「非武装中立が普遍的である」とされた時代である。私は「安保も止むを得ない」、「非武装中立など存在できるわけがない」と考えていたので、前夜の試験勉強をほったらかしにして彼らと口論することになった。

「君達は世界の歴史、日本の歴史を本当に学んできたのですか」

「いままでの歴史で軍事力がない国が繁栄してきた例がありますか」

「非武装中立も安保反対も心情的にはとても理解できます。確かに世界の歴史は戦いの歴史ですから、これから人類はそのような方向に進まないと絶滅するでしょう。

必然的に、第三次世界大戦も、いつかは起きると考えた方が自然です」

「まわりの人が全部ナイフで武装しているとき、俺はナイフを買うのは嫌だ。その金があったら旨いものを食うよと、ナイフを持たないのですか。いちばん小さな、おもちゃのナイフでも身につけた方がいいと思いますよ」

「自民党は権力、権力と言いますが、政治とは即ち権力ではないですか。社会党が、共産党が、公明党が政権を取るということは即ち権力を持つことですよ」

「社会党が非武装中立なんて言わなければ、私だって社会党に一票投じてもいいのですがねえ」私は熱弁をふるっていた。

京都工芸繊維大の受験は、もともと入る気持ちもないのだから、やけの勘八《やんぱち》である。答案用紙は万年筆で書いた。答えを消して改めて書くと、もちろん「インク消し」など持っていなかったため、答案用紙に穴があくほどであった。

それでも英語の英文和訳などでは、私が愛用していた参考書（旺文社の標準問題精講）の文章がそのまま出題されたこともあり、比較的スムーズだった。そのためか、初めて大学入試に合格した。

京都工芸繊維大学繊維工学部入学と決まった。

「もともと京都工芸繊維大学を受ける人間じゃあねえんだよ」という驕《おご》り高ぶりがあって、万年筆なんかで答えを書くという反抗的な事をやってしまった。合格はしたものの、実力ははっきり言ってようやく受かるくらいではなかったのかなと思う。

父のライトバンに机や布団等の必要最低限の物だけを積んで京都へ向かった。

京の春、比叡山の桜が満開であった。碁盤の目の京の街を桜の香りが包んでいた。下宿は、左京区の京福電鉄「宝ケ池」駅近くのタバコ屋さんの二階、三畳間一つの狭い部屋であった。もちろんトイレも風呂もない部屋であった。京の鴨川、比叡山……川はあくまでも清く、どの川にも負けず、山はどの山よりも勝れ、近くには修学院、詩仙堂の名所旧跡もある。

しかし私の心は晴れなかった。京の風景と、その雅やかさに心を奪われている余裕はなかった。これが京大の医学部か京都府立医大等に入学でもしていたのなら、有頂天の春であったろう。

医学生になれれば「一年中冬でもいい」という気持ちだった。いまから思うと京都工芸繊維大はすべてに環境の良い大学だった。私の入った繊維学部は繊維工学の他に二つの学部があり、一学年約百二十名ほどで全学部五百名ほどであった。入学するや琵琶湖で一泊のセミナーがあり、教官や同級生達と人生論等を語りあう機会もあった。教官も、学生の名前と顔がほとんど一致していた。そういう面では、まさに学問の出来るような雰囲気の大学であった。今思えば最高の教官、最高の環境に恵まれていたのだが、私はその中に溶け込む努力をさっぱりしなかった。

それは私ばかりではなかった。東大の入試が中止になったため、志望校をランクダウンさせたとか、国立一期校に落ちたとか、第一志望ではないという友人が多く、自分が京都工芸繊維大学の学生であることを認めていなかった。私と同じように医学部崩れの学生も多かった。

そしてまた、「世の中渡ってゆくのにどうしても資格が必要だ。弁護士なんかどうだろう？」と司法試験を考えて参考書を一冊手に入れた。だが、短答式とかがあるのを見て、これはしっかりと専門の大学へゆかないと到底ダメと気づいた。そして何より最終試験は口頭試験があるようで、私にはとても出来ることではなかった。

多くの時間をいいかげんに使っていた。

京都の街に出て一人でよくディスコに通った。もちろん、華麗に踊るにはほど遠く、フロアが大勢の人によって占められていれば、それに紛れてチョコチョコと足を動かすという程度のものであった。ただ、ディスコに来る美しくて愛らしい女性達の身体の動きを憧れの目で見ていたに過ぎない。多分、ロートレックがそうした目で見たであろうように。あるいは出来もしない麻雀に首を突っ込んだり、古本屋に行って一度に四から五冊の本を買ってきて押し入れ兼寝床の中で朝まで読み耽るといった毎日であった。その本の多くは、五木寛之のような多少純文学っぽい本と、女の裸やSEX記事で一杯のいわゆるエロ本であった。

私の下宿の前はモーテルであった。アベックを乗せた車がモーテルの前に来て止まる度に赤いブレーキライトが私の部屋の窓ガラスに映えて、とても眠れない。日曜日の朝など、私が眼をこすりながらパン屋の方に歩いてゆくと、そのモーテルの玄関から、まるで「世界は二人のために」という感じで、アベックが胸を張ってニコニコと幸福そうに出てくるのだ。そんなアベックを横目に「世の中不公平〳〵」

と、ぶつぶつ呟きながら、私は恥ずかしそうにトボトボと道のわきを歩くのだ。

「だいたい京都が悪いんだ。夜のラジオの宣伝も半分近くはモーテルのそれだ」。深夜放送では「N御苑」の宣伝ばかりだ。

女をくどく力も容貌もなく、学問で何とか身を立てようとしていた男の溜息であった。

大学の方は、もちろん休学に近い状態であった。授業に出たとはいっても、午後一時過ぎに起きたまの腫れぼったい目であったし、その日の夜の飲み仲間・麻雀仲間を捜すためであった。稀に出席した授業では、休んでいる悪友たち十人程の代返を同時にやり、外国人教師にばれて逃走し、彼を大いに怒らせたりもした。可哀想に、私に代返された運の悪い友達らは全員、その講義の単位を取れなかったそうである。私は同級生にとって大いなる害虫であった。

そんな時、修学院の学生食堂街にある小さな四つ角で、キリスト教のグループと知り合った。

彼らの瞳は輝いていた。日曜日は教会に連れて行かれた。大勢の前での自己紹介は見事に失敗。起立したのだが、どもりで一言も言葉が出ないのだ。

その後、彼らはいつも二人組で私の下宿にやってきた。彼らの宗教への勧誘であった。ただ入りさえすれば、彼らのような輝く瞳の持ち主になれるかもと思ったが、私にはできなかった。神は私の前にはいないのか。後になって「肥田！　あれは統一教会だ」とS君（現・熱海所記念病院院長）から聞かされた。

入っていなくてよかった。

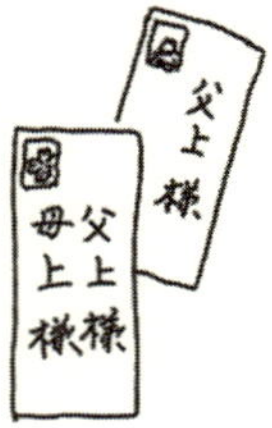

昭和四十四年五月二十八日付けの消印のある手紙（原文ママ）

拝啓　実は調度品を少し揃えたいと思います。誠に贅沢な悩みですが…目覚し時計も、とうとう毀れてしまって…腕時計は質屋の中に…まるで五里霧中です。いま二十六日で残金七百五十円くらいです。でもアルバイトをして、できた金千九百二十円が銀行の中に入っているので十分といったところ…どうして金がいるのかな…朝食は食べる時で九十円の定食…昼は大学の食堂で百円の定食か…近くの食堂で百八十円ナリのカツライス…夕食もカツライスかコロッケ定食百三十円…それから本を案外読むでしょう。もちろん文庫本とか貸本だけど月に千〜千五百円くらいですね。そして参考書だけど千五百円くらい買ったでしょう……。すると、まるで、どうすることもアイ・キャン・ノット。

トレーニング・パンツ九百円・新聞代四百五十円…案外いるんですね。まだ始めだからっていうこともあります。慣れれば一万八千円くらいでも、なんとかできると思いますが、友達の所へ行くと電熱器やポットやナベとか皿・ハシなんかあってコーヒーとか紅茶なんでも入れてくれるけど、俺のところには何もないでしょう…こんな夜遅くまで、一時ころかな…勉強しているとラーメンなんかが頭の上を飛びかっている…だから来月になったら、まず目覚し時計は修理に出し、鍋（コード付きの）を買って、ラーメンが出来るようにすること。

ラジオは送って下さい、勉強のことで使うので。食事も色々工夫して一日二百六十円くらいでやるようにして…来月は上手にやりますよ。一週間もアルバイトすれば八千円くらいたまって、時計も鍋もテーブルも買えるんだけど…ネエ…友達が俺の所へ来て…まるで何もないな…おまえの部屋は…だから俺が「その棚にある本を見てくれ…お前よりあるだろう」…奴らは、まるで一枚の皿の方が一冊の本より貴いようなことを言うんだから…まいってしまう。でも奴らの方が用意周到ってことは言えるな。

高知の奴なんか、合計三人が大学生で親父さんとおふくろさんが必死、必死なんだってさ。二人合わせて十万円か、そこいらの月給で、でもそれにしては…良かったなあ…金、金、金…どうすりゃいいのさ、HやOらは（小・中学校の同級生）俺が家から送ってもらうほどの金を稼いでいるのに……。大学の授業が二万いくらかの価値のあることかなあ。金のことを考えるとノイローゼとなる。ああ何たることぞ…

当時、大学管理法案という「大学の自治を踏みにじる」ような法律の成立に反対して全共闘系、民青系と、学園が大荒れであった。京都の街は共産党の強いところでもあったし、大学の数も多かったので反対運動も極めて盛んであった。京都の大学のどこかで一日に一度は必ずと言っていいほど全共闘系と民青系のバトル（石投げ大会）が行われていた。

ある日「民青系」の執行部がクラスに来て、「これこれこういう訳で大学管理法案に反対する。だから皆さんたちのクラスも反対の決議をしてほしい」と演説した。

するとクラスのほぼ大半が「そういうものなら許せない。悪法だ、反対しよう」ということになった。そこで憤懣やるかたない私は皆の前で「ものの十分くらい、人の話を聞いただけで、すぐ、『反対します』

なんて言うのは男じゃない。なんのために人生を何年も暮らしてきたのか、何度も大学浪人を続けてきたのだ。何らかの討論、議論があって初めて結論を出すべきだ」というような話をやった（もちろん話など一度もしたこともないので、その内容も、きっと支離滅裂であったろう）。しかし、皆はあっという間に大学管理法案反対＝安全保障条約反対という思考パターンで進んでゆくのである。

私は安保条件付賛成というビラを作り、一週間ほど毎朝大学の裏門の前で配ることにし、又構内の掲示板に

日米安全保障条約条件付賛成

文責＝肥田

というポスターを貼った。（一〇〇センチ×五〇センチほどの大きさ）

学生運動というのは面白いもので、民青と全共闘との争いはあるのだが、右翼系に対しては何もないのだ。よく一人でそんなに自己主張したなと思う。全然襲ってもこないのだ。現在はそのころの自分と

比べて自己主張しなくなった。何となく寂しい気がするけど。
そのとき私は英雄だった。時代遅れ、およそ学生らしからぬ安保条件付賛成は、一時だけ私を有頂天にした。俺はいつか民青や全共闘にやられるかも知れない。それでも男は言いたい事は言わなくてはいけない。私は自分の行動に酔っていた。何の希望もなくなった、何を求めたらいいか分からなくなった自分が、せいぜい良い成績で一流会社への就職をねらっている友達を非難するのには格好の「安保」だった。

父へ出した手紙（原文ママ）

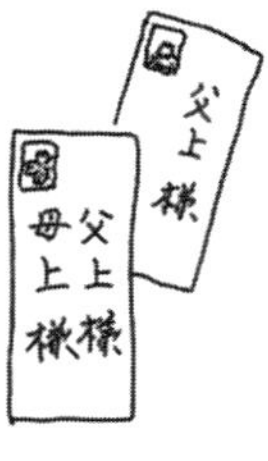

拝啓　父上、母上殿　わが学園にも学生運動の波がとうとう押し寄せて来ています。先日のクラス討議でも〝無期限スト〟〝放送局を襲え〟などの意見が出る始末。皆は余りに政治的無関心なので「大学管理法案」が単に大学の自治を破壊するものであると民青の委員に言われれば…すぐそれに飛びつく有様……。この現状を憂えて父上に禁止されていた活動を始めてしまいました（これが最初で最後とのことです）。ビラをすり、ポスターを貼りました。大学の校内が〝安保反対、粉砕〟などという看板の中で、自分の意見を発表するのはとても勇気のいることでした。スタンド・プレーではなくて、これは自己の必然であると思ったからです。でもクラスの誰と話しても一種の疎外を味わうのです。ですからノイロ

ーゼに陥りそうです。でも明日からは、ノンポリ、政治的無関心を貫きます。自分のためにも…大学の授業…はっきりいって後ろの席でぽつんとして聞いています。

ほんとうに自分に合っていない様…誰のせいでもなく自分が悪いのに…このごろ受験勉強を又、始めました。長続きできるかどうかも分かりません…すべての面で自分に忠実でありたいと思う…それから生活の必需品…置時計・小戸棚・ポット・茶わんなどを手に入れます…五千円くらい、けど決心してそろえます。

明日は引っ越し…頑張ります…ここにビラを入れておきます。

父上さまの意見を待ちます。

私は社会体制をこう考えていた。自由主義だろうが、社会主義だろうが、資本主義だろうが、共産主義だろうが、そんなものは私にとっては無関係なことだ。どんな高邁な主義主張でも完璧というものはなく、むしろ欠点ばかりだ。なぜ欠点ばかりかというと、人間そのものが欠点だらけであるからだ。オスとメスが欲情・交尾して、望まれたにしろ、望まれなかったにしろ、生まれてきた人間がいちいち「俺は何をすべきか。俺の理想はこうだ。人間はこうあるべきだ」といくら考えたり議論したりしても、それ自体が矛盾しているのだ。偉大なる文学者と一身に尊敬を集める哲学者は大いなるペテン師野郎に過ぎない。

人間の肉体と精神がきっちり一体化するはずがない。一八〇度相反するものを如何に結合させるのかを考えるのが文学者・哲学者である。社会の体制とか自己の矛盾など、早いとこ忘れてしまいたい。体制が悪いから、それを破壊しよう、改革しようと多くの青年は望むが、俺はそんなことはしない。どうやったら、その社会の体制の中に入れてもらえるのか努力する。社会主義になってしまったら、そこで一番努力する……と決意していた。

（チェコのドゥプチェクとソビエトのゴルバチョフが尊敬する人だ。）

〈アレクサンデル・ドゥプチェク〉

チェコスロバキア第一書記

〈人間の顔をした社会主義〉一九六八年〈プラハの春〉を実現させようとしたが、ソビエトの戦車にて踏みにじられる。営林署の職務に左遷された。

〈ミハイル・ゴルバチョフ〉

一九八五年ペレストロイカ（改革）グラスノチス（情報公開）などの大改革。ソ連共産党の一党独裁体制を崩壊させた。

一九九〇年ノーベル平和賞

そう、私にとっては自分の存在そのものが大いなる罪であり、本来否定されるべきものであった。とうてい社会の中に受け容れられないものであったから、せせっこましく自分をどうしたらいいか、どう始末したらいいか、そのことだけで頭が一杯であった。

同級生より早い夏休みを自主的にとって故郷に帰った。全てを忘れるためである。父の店に焼酎をよく飲みに来る土方の親分の仕事を手伝うことになった。

親方のZさんと私を入れても総勢四人の仕事である。古くなった家の取り壊しとか、鶏舎の（コンクリートで土台を作る）基礎打ちであった。燃えるような炎天の下、来る日も来る日も一輪車を押した。コンクリートを練った。もう立派な土方の子分であった。夕方になると、汗を十分に吸った作業着が風に吹かれて心地よかった。一輪車を押し口笛を吹きながら、「土方で一生を終えるのも悪くはないな。誰も見ている人はいないし、そんなにしゃべることも必要ないし」と考えはじめていた。しかし、朝だけは「いやだなあ、長い汗まみれの一日を想像しただけでもうんざりする。医学部受験のことはなるべく忘れよう。アルバイトで得た金で何をしようか。そうだなあ、女を知らないから女を買おうか」などと馬鹿げた一大決心をした。

毎日、コンクリートを運びながら「今日の賃金は女の足一本分、今日は指五本分」とか考えて働いた。

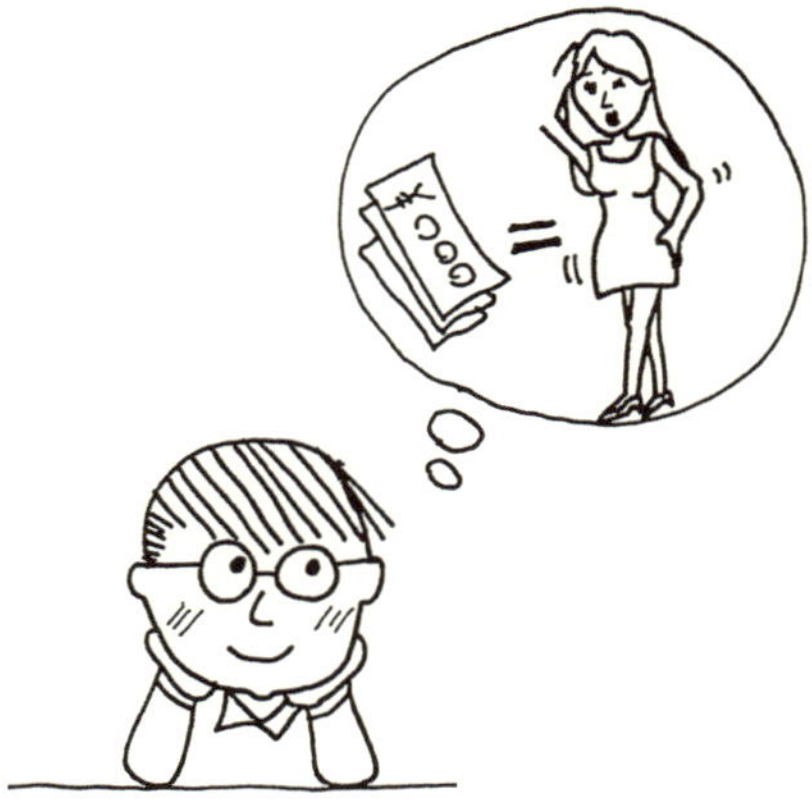

私は自分のやっていることの馬鹿馬鹿しさを十分承知していた。

俺が女を買うために、女と一発やるために汗水たらして働いているなんてことを誰が知ろうか。アルバイトで得た金、約三万円を持って京都へ帰った。三万円は大金であった。実家からの毎月の仕送りの約二倍である。これで何でもできるんだ、という気にもなっていた。

さて、「女を買おう」と重大なる決意を秘め、三万円を固く握りしめて京都の街へ出る。四条河原町から繁華街へ。女性とは、とんと縁がなく、ご婦人のいる場所が皆目分からない。かといって、お座敷サロン云々とあっても、いくらぼられるやら。女の手や足を触らないうちに、全財産まき上げられるような不安もあり、仕方なくゲームセンターでルーレットのようなゲームをして時間をつぶしていた。

そのとき、四十五～五十歳ほどの中年のおじさんと話があい、ダンスホールに連れていってもらった。薄手のきらびやかな「八」の字型のドレスを纏《まと》った女性達がお客さんと踊る。ただそれだけである。

私ときたら踊りのステップなぞ出来ず、立つことさえも嫌いだったので、ぽつんと座って、ホールで踊っている彼らを眺めていた。もちろん、そのおじさんも女と踊るだけの金を私のために使う気はないように思えた。踊っている姿はとても軽やかで、華麗で、素敵であった。彼女たち、いや彼女たちに代表されるような女を三万円で抱くことは不可能に思えた。私は気後れしてしまった。

なんとなく、ふっと旅に出たいなあ、と頭に浮かんだ。それから二時間後、女を買うはずだった三万円をつかんで夜の京都駅に向かっていた。

人は旅に出ると何を想うだろう。彼の愛した女のことだろうか。それとも、あの頃読んだ小説のことだろうか。否!!　何も考えないだろう！　きざだが……まず、その町は自分の求めてきた町のようか。たとえそれが自分の予期しない旅先のことであっても。突然、思ってもみなかった人達と会う……。

旅、これはまた、わが進みゆく長い長い旅路への偉にして大なる永遠の灯であろう……。

私は今、山陰への一人旅も終わろうとする京都行きの夜行列車の中で（窓の外に飛び交う点灯と、列車の小気味よいわが胸に確実に入り込んでくる音に身を任せて）ペンを取っている。これは、この一週間余りの旅を確実に胸の内にたたき込んでしまいたいのだから、あの想い出にいつも長く浸りたいからなのだ。自分が〝山陰〟に旅することになったのは、そう、夕方下宿で五木寛之の〝恋歌〟を読んでいる時、ふっと旅に出たくなったからだ。そして、それから二時間の後には、もう京都発の下関行きの鈍行に乗っていた。〝山陰〟に決めたのは「俺たちゃまだ日本海を見たことがないなぁ」と友人たちが言ったから。小さなショルダーバッグに友達から借りてきた時刻表と、夏の間、日雇い労働をやってためたわずかな金が入っていた。それから安ウイスキーのポケット瓶を詰め込んだっけ。それで自分は三、四日は確実に自由になれると思った。私は「旅すること」といったら夜の鈍行で安ウイスキーをなめながら、三文小説を読んでいる…そんな姿こそ旅であると連想する……。

まず初めに列車から降りたのは鳥取駅だった。まだ深夜とも早朝ともつかない四時ごろ、それでも砂丘行きのバスがあった。そう、この時からだ。自分が山陰の舞台に登場したのは。このバスに乗り込むや否や、タルの様に太った外国人（あとでフランス人とわかったが）のおばあさんが（いや、おばあさんというより、おじいさんの様だったかなぁ…）なにやら乗客相手に大声でまくしたてている。彼女は英語で話していた。隣の席のおじさんや女の子達は、わからないのかくすくす笑ったりyesとかnoとかテキトーに言って茶化してる様子…（悲しいかな、おばあさん。日本人は英語が上手じゃないんだよ。無礼な人たちだと思わないで…）。そこで反射的に自分は彼女のところに近づいた（多分、自分の乗るバスがどこ行きなのか、彼女も不安なのでしょうなぁ…）。Where are you going? と流暢？な英語でたずねると、彼女曰く（実はあまりよくわからなかったが）、このbusはsand landに行くのですか！

そうなのさ＝Ｙｅｓ、このバスさ＝ this bus と答える。

そう、肝心の砂丘は、良かった。砂丘ってよりは、小さな砂漠っていう感じだね。風が絶え間なく吹きまくっていたっけ。砂漠の中を人がポツンポツンと歩いてゆく。二本のレールのような足跡を残しながら……。朝日が海から上がると思っていたら反対に自分の背の方から昇ってきて、あわをくったっけ（当然！　ここは日本海だぜ！）。とにかく beyond description（言葉に尽せぬ）という英語があるくらいだ。俺に砂丘の良さを描写せよ、なんていうのがどだい無理なんだ。某曰くに「日本海は荒々しくて男性的な海である」なんて言ってたけど…少なくともここだけは、さながら太平洋上の小島に来たような感じで、海水も、昇ってくる太陽の光を吸収してか、サファイヤのような美しさだった（この場合こそ…美しさ…という言葉がぴったりだ）。

Sun rise　　Sun set
Sun rise　　Sun set
Every season is around on our heads.
陽はのぼり　陽はしずむ
陽はのぼり　陽はしずむ
季節はめぐる　わが頭上を

それから一路、松江にまっしぐら！　めざす次の目的地は隠岐の島。されど隠岐行きのしまじ丸は、すでに出航したとのこと。次の船は明日の朝六時半だと。ああ!!　われいかんせん!!　一人旅の寂しさかな、雑踏を求めて駅の待合所に。されど今日の宿も定まらず、不安の念も浮かぶなり（あとで聞いたところによると、松江には松江城やラフカディオ＝ハーン小泉八雲旧居などの名所があったそうな……けだし、わが旅に出る思いは名所、旧跡を訪ねるにあらず）。わが旅はかくの如しであった。

われは今日も見知らぬ所に向かって旅ゆく。それがたとえ彼の人々を賞賛せしめた街々であろうと、わが胸のうちに何が残るというのであろうか。それは、わが心の中に一つの〝安堵の灯〟を見つけたとき、わが旅は終わりをつげるのである。しかし、その瞬間を見つけることができようか。それを見つけ出し得る人達は幸せというべきだろう。自分はその幸せな部類に入りうる人間であり得ようか。

そう、松江駅で二時間ほど時間をつぶした後、やけっぱちな気になってバスに乗った。ガイドさんに〝終点まで〟と言ったら当時、百八十円も持って行かれたので、こりゃどこへ連れて行かれるのかとびっくり。もう覚悟を決めて乗った。九十分余りも走ってバスがついたのは、中海の北端、美保関という港だった。幸いにして隠岐に連絡可能だという。その夜はその地の旅館に泊まった。

次の朝、ここから境まで行って待望の隠岐の島行きの〝しまじ丸〟に乗る。そこでわが一人旅には極めて幸運なことが起こったのである。われわれ学生のオアシスである二等船室で同じく旅をしている仲間を見つけた。慶応の法学部四年、関西大の心理学三年、日大の水産二年、それに立教の女子学生四年

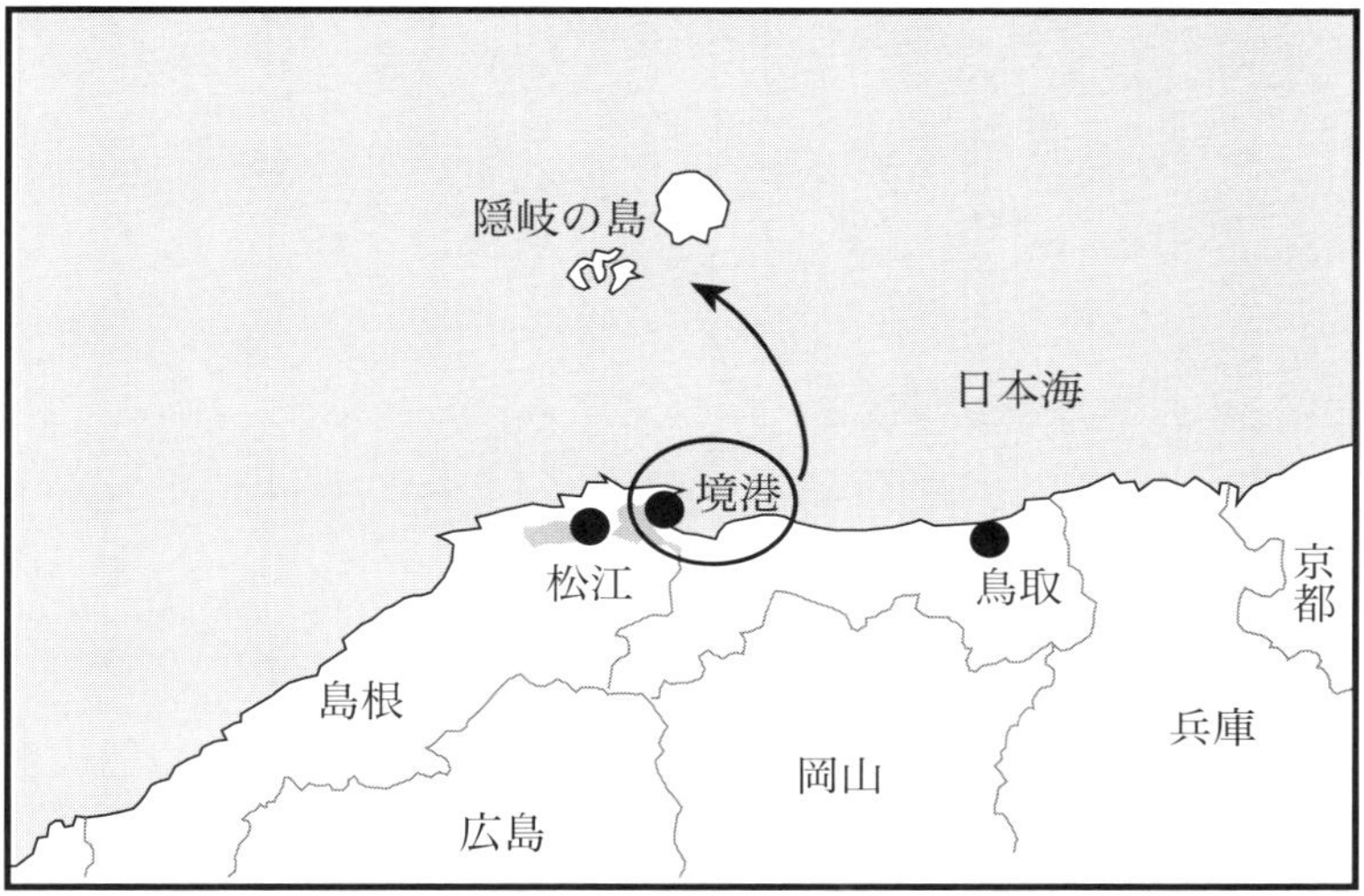

二人。男は自分と同じく一人旅だった。学生同士ゆえ、すぐ意気投合した。自分と慶応生、それと立教の女子大生は一緒になって浦郷という港で降りることになった（隠岐は島前と島後との四つの島から成っているのだが、われわれは手前の島前で降りた）。それから民宿も四人で交渉すれば安くなるとのことで、一緒することになった。つい一時間前にあった男女が、ここで二泊することになったのだが。この日々はまったく充実していたように思われる。彼女たちは六時ごろ起きてあちこちの島見物に出かけた。われら二人は十時ごろまで蚊に悩まされながら寝ていた。

起きると、こりゃいい天気だわい!!　と言って泳ぎに出かけた。国賀という海岸線の美しいところである。三百メートルもある浸食崖や、あちこちがすごく浸食された岩肌に囲まれた海の中を、泳いでいるのはわれら二人だけである。この自然はわれら二人だけのものだ。恐る恐る底を見やると、太陽の光線が海中に突き抜けて、海底の藻たちに色彩を与えているのが見られた。崖壁の上はテーブルのように台地で、牧草が辺り一面に茂っていた。そこには四、五頭の牛も見えた。そのうちに日没が始まった。女の子たちも加わり、四人は小

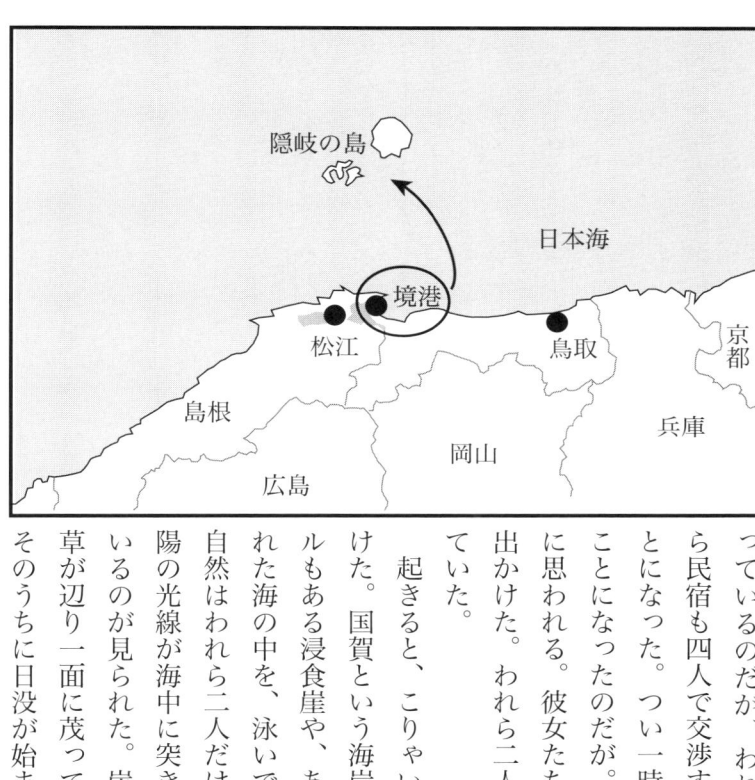

高い岩山の上で地平線（これこそまさに〝円い地平線〟と言えるだろう）に沈みゆく太陽に感激した。そして四人で島の中の薄暗くなった道を五十分も通って帰路についた。

〝おばさ〜ん!! 帰ったよ!! ビール!! とか言ってビールを飲み干した。われら仲間の楽しい会食が始まった。

みんな楽しい想い出である。二日余り一緒に過ごした女の子が昔からの友達のように思える。

私と慶応ボーイは西郷の民宿にも安く泊まれることになり、われら二人は観光バスに乗り込んだ。シーズンオフとはいえ、バスは満員であった。バスはあちこちの史跡をまわった。でもどうしたことか、あまり関心がなかった。思うに、よくパチパチ写真を撮っている人がいるが、彼らは〝写真を撮りに来ている〟だけのように見える。私は〝観光〟でなく〝旅〟をしたいのだ。

こうして私は隠岐を発ち、米子についた。相棒は大山《だいせん》へ行くとかで、米子で昼食ののち別れた。彼は帰りには京都に寄ると言っていたから、別れは、まだ先のことになりそうである。

これで私の山陰の旅も終わりをつげる。でも旅の想いは深く、隠岐のパンフレットや観光バスのキップの切れ端、そんなものをしみじみとながめると、あの想い出は私の胸の内から、なかなか消えそうにないのだ…。

今はわが旅先で出会った人々を、私に永遠に思い出させる人々の、長い旅を手向《たむ》けることのみである…。

さよなら　いとしい人達よ。

自分というか、自分の頭の中身を客観的に分析するに、自分はどんなに勉強しても医学部に入るのは無理ではないかと思うようになった。絶対、自分に不可能はない。頭が二倍悪ければ三倍頑張ればいい、三倍悪ければ四倍頑張ればいいという考えであったが、どうもやはり勉強はよくわからない。

それで自分は「ご婦人の下着というか服を作ってみたい」と考えてみたり、醜い自分が美しいものに憧れるというところがあったから、繊維工学部とか、東レとか、そういうところに入ってみたいなという気持ちになった。

同級生にC君という親友がいた（京都工芸繊維大学の同級生で親友であったC君は東レの研究部長になった。すごい、ものすごくすごい）。

それほど我々の時代の受験生というのは大変だった。

京都工芸繊維大学での講義は繊維の話とか、工学のレーヨンとかであった。私はこのまま繊維工学を卒業してても会社員にはなれないと思うようになった。会社に入ってもまずは人前で話せないというコンプレックスの問題だ。

彼女が出来るわけでもない。一級上の、博多出身のきれいなFさんというかわいい活発な女性に私は惹かれた。でも、私はどこへ行くにも四千円の中古自転車を引きながら自分の足の醜さを隠すようにして歩いていた。大学に行かない時には友達と麻雀ばかりやっていた。

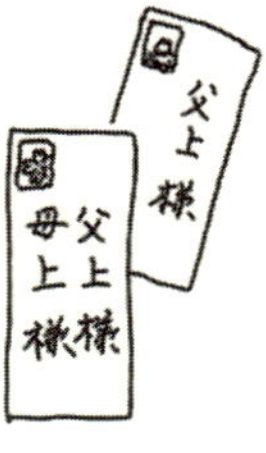

十月十二日付消印の手紙（原文ママ）

拝啓　父上様、母上様　引っ越し無事に終りました。友達が皆、都合が悪かったのですが一人だけ、わざわざ大阪から来てくれて、三十一日の八時ごろ終わりました。この下宿は父上と一緒に比叡山に行く時通った街道に面しているところですが、ここもちょっと騒がしいかな。小さな滝があって水の落ちる音が案外するんですよ。さて言いにくいことですが、お金を一万円近く使ってしまいました。新聞代六六〇〇円、前の下宿の子供に買ってあげた本（星の王子様）六〇〇円、ポット一三〇〇円、電気釜三〇〇〇円、茶わんコップ・はし、これらを入れておくポリ容器など二〇〇〇円、置時計一四〇〇円、電線（コード）三七〇円、コーヒー・お茶・紅茶一〇〇〇円ぐらい。最低限そろえました。許して下さい。みじめな金の奴隷に落ちぶれてゆく……。前の下宿で生水ばかり飲んでいたので…この頃ずっと体の調子が悪い。飯を食べてもすぐトイレへ駆け込む始末です。足の関節は痛く目は厚ぼったく、尿は絶えずもれるような始末…。いま思ったんだけど赤痢の前兆かな。医者に行きたいんですが、いくらかかるかなあ…。保険証を分離してもらえませんか。別にタバコを吸う訳でもないし、ドライヤーを買う訳でもないし、たまに喫茶店でコーヒーを飲むくらいの生活だけど……（ここは京都ですので、すぐ近くに詩仙堂とか曼珠院とかがあり、そこの入場料もコーヒー一杯の値段と同じくらいです。ですから喫茶店にしようか、お寺にしようか考えます……）床屋へは、もうずっと行っていない。髪は鳥の巣のごとく、生活するのは金がかかるものです。

実家を新築でお金がいるようですが、誠に申し分けありませんが一万円送って下さい。あす学生相談所へ行ってアルバイト捜してみますからー

敬具

このままこの大学にいてもダメだ。で、決心したのだ。

十一月頃、退学届を提出した。

一週間くらいして、親父とお袋が車で迎えに来た。お袋は泣いていた。

「あんたの実力では入れないような、やっと入った大学を何でやめるの！」、親父は無口だった。最近になって「お前があの時やめると言ってくれたから希望が湧いて来た。あの時お前が医学部を受けると言ったから」と親父に言われたが、正直なところ、当時の親父はよくわからなかったと思う。京都から布団を車に積んでくるとき、私は「絶対苦労はさせないからな！　次も頼むよ」とお袋に言った。

故郷に戻った私にとって、仕事というのは土方、肉体労働しかなかった。

「花菱」のお客さんで、飲んだくれのＨさんのところにお願いして三ヵ月ほどＨさんの組で鶏舎の基礎を作る仕事をしていた。

その当時、コンクリートミキサー車はそう沢山はなかったから、私達は鉄板の上にセメントと砂と水を混ぜて朝から晩までこねるのだ。そして一輪車に一杯コンクリを積んでヨロヨロと運んで行った。その頃、私の体は引き締まっていて五五・六キロぐらいだった。今のようにブヨブヨではない。上半身だけはかっこよかった。国道135号線へ行って自動車会社の駐車場の基礎工事を手伝ったりしていた。

正月になって、やっぱりもう一回勉強しようと思い始めた。
大晦日まで中学の同窓生と思いっきり酒を飲んで、元日の早朝から、故郷の伊豆半島を縦貫する山の斜面に作られた「ゴルフ場」へ行った。キャディーのアルバイトをするためだ。
正月にキャディーをやると多額のチップがもらえる、という噂を聞いたからである。
しかし、ゴルフのルールも知らず、ガニマタで近眼の無愛想な男は、ゴルファーにとっては明らかに大迷惑であった。私としても「ボールを磨け」「ボールを捜してこい」と命令調で言われる度に、「ああ、来なきゃよかった。みじめすぎるよ……」と後悔していた。そして、念願のチップも手に入らなかったのだった。

正月明けて「よし俺はこれから勉強するぞ」と宣言し、三月三日の入試に向けて猛勉強を始めた。しかし、北海道大学はまたまた不合格だった。

毎年のことながら、北海道や弘前の試験の終った後は、日本三景の松島にある親戚宅にお邪魔していた。瑞厳寺のそばにある国の重要文化財のお寺であり、同時に物産店を手広くやっているのである。

弘前から奥羽本線で盛岡まで。そこから東北本線で仙台、仙石線で松島海岸の叔母の家まで行く予定であったが、夜の急行列車は花輪線の某駅が終点であった。

私はそれも知らないでただ列車に飛び乗っただけだった。

そこの某旅館で一泊し、なんとそこの部屋係の女中さんを相手に男と女の初体験をしてしまったのだ。

実に、いいかげんな男である。

入学試験が終ると、いつも今まで抑え、隠されていた性的欲求が一時にパアーッと出てしまうのである。困ったものである。

初めてご婦人と性交をした時、真っ先に「ああ、川上宗薫にだまされた」とだけ感じた。

〈川上宗薫〉一九二九—一九八五　小説家　キリスト教牧師の子。芥川賞候補五回。

　純文学よりポルノ派に転向。失神派と呼ばれる。〉

彼ならその事を二十枚も三十枚も微に入り細に渡って書き連ねるだろう。しかし、性交とは普遍的なもので、それが特に人生の全てを左右するようなものでないと確信した。

相手の女が「あんた本当に初めてなの？」と叫び声をあげる度に、私は妙に女性に対して自信を持ち始めていた。

私は試験が終る度に、松島の親戚にとび込んでは小遣いをもらい、塩釜にあるスナックへ通いつめたり、パチンコに狂ったりしていた。

「俺、京都から来たんだけど、いくつに見える？」。ウィスキーはストレートで、ショートピースである。私は精いっぱい気取って見せた。そうしながら一方では「俺みたいなどうしようもない社会の屑……誰かどうにかしてくれないかなあ」と呟いていた。

一方ではこの重要文化財のお寺の住職さんである叔父は、私のことが心配で塩釜のパチンコ屋や、松島の海岸通りを必死の思いで捜していたという。

「和尚さん、ちょくちょくパチンコをするのですか？」。パチンコ屋で偶然に会った檀家の人に言われたそうである。

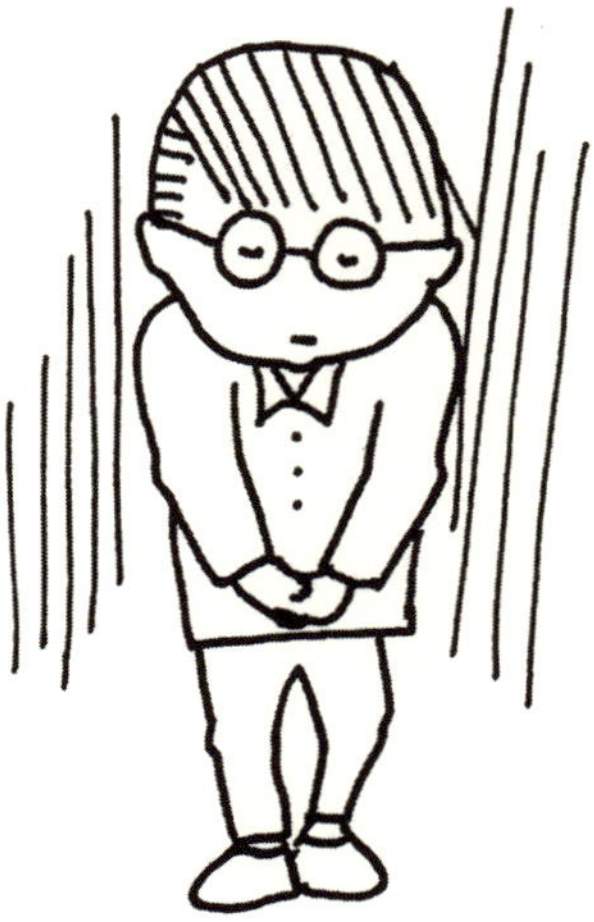

故郷に帰った。
そのころ「俺は何点足らずに落ちたのだろうか？　ほんのちょっとの差なら、あと少し上手に浪人すればいいだろうし、大幅に足りないのなら本当にこれは諦めなければならないなぁ」と考えて、思いき

って弘前大学の事務室へ電話をかけてみた。こんな質問には大学側は絶対答えてくれないだろうと予期していたが、この際なんとしてでも聞いておかなければならなかった。言うことは一つである。

「医学部志望の二浪生です。今、東京へ出て土方をして働こうか、迷っているんです。合格点まであと少し足りなかったのなら、また挑戦するつもりですが、相当に点数が悪かったのなら諦めるつもりです。無理なお願いとは存じますが、一生に関わって来ることですから、何とかどうしても教えて下さい。お願いします」

電話の受話器から響いた声は、単調な堅い調子であった。「残念ながら、お答えすることはできません……」。「なんてこった」。不合格ということは、これまでの数年間の努力も「運動量がゼロと同じという事だ」とのんびり過ごしてきた連中と同じことだ。非行少年と同じことだ。

次の日から毎朝、来る日も来る日も穴があくほど新聞の求人欄を読んだ。

給料、勤務時間、ボーナス、期間（季節工）等……。当然のことながら少しでも給料が良く、勤務時間が少なく、少しは勉強時間がとれる職場を捜していた。

第五章 「東京で働く～三浪目」

両親の落胆ときたら大変なものだった。親父は、私に、なにか手に職をつけて欲しいようであった。「大二郎、お前は按摩が上手いから指圧師はどうか（立ち通しの仕事でパンパンに張っている親父の足を、小学生の頃からよく三十分十円で按摩していた）」とか、看板屋も向いているよなどと……私に勧めていた。親戚の人達には「もういいかげんにしたら。自分の実力も知らないで。三浪もすると大学のほうでも入学させてくれないよ」と、悲観的なことばかり言われ続けた。

もちろん、そんなことは誰に言われなくても自分が一番よく知っていたのである。ただそれしか道はないと思い込んでいたのである。

Eちゃんとの文通は相変わらず続いていた。しかし、私がなかなか初志を貫かないためか、私が余りにも不甲斐ないためか、最初は必ず一週間に一度くらい返事が来たのに、だんだんと三回出すとやっと一度返事が来るようになっていった。なにせ、二年も三年も週一度の手紙の往復をしているのに、会って話をしたのは数えるほどだし、会っても〝プラトニックラブは云々。性欲とは云々…〟そんな形而上学的な話ばかりしていたのである。

〝大ちゃん、私こんな人から付き合ってくれ…と言われたんだけど…。〟私は、彼女のそんな言葉にも不思議と何の嫉妬も感じなかった。自分のことだけに熱心であり、彼女を愛の対象と考える余裕はなかったのである。

彼女と年に一回か二回会う機会があったところで、何とかして彼女にキスをしよう、セックスをしようなどということは思いもよらなかった。

もちろん普段、ものすごい性的欲求にかられていたにせよ、私は女ごころというものをまったく解さない、自分本位の男であった。彼女に出す予定であった、その頃の心情を記した手紙が最近、偶然出てきた。

E様

拝啓

昨日の電話、どうも有難う。でも皮肉なことに落ちるのには慣れているので平気、平気！　いつも今度こそは、今度こそはと、思っているのです、これはどうしたことだろうね。

やはり実力がないのかなあ。これで俺は三浪か、三浪なんだ！

お前は大二郎だから二浪すると言った奴がいたけれど見事はずれた訳だなあ……

Eちゃんは予備校へ行けと言うけれど、ぼくのまわりの状況はそんなものじゃなくておばあちゃんに至っては、「もうやめてしまえ！　身のほども知らないで、後はニコヨンでもして働きな！」という有様。案外ぼくがおばあちゃんの立場でも、こう言うかも知れませんよ。

自分では八月頃まで東京へ行って働いて、それから残り五ヵ月余り、のんびりと勉強してみようかと思っています。本当は長い浪人生活で、生活態度が極端に荒れているので、予備校みたいな所で規則正しい生活をするのにこしたことはありませんが、それではこの世の中、まるで甘いものになってしまうでしょう。

それに、もう一年中ずっと机に向かっている気力もありません。だから多分東京でも行って職捜してです。ちょっとは不安もありますが心の底では、これで俺もいよいよ裸一貫だなあ、サイコロがどう出るのもお前次第だなあって思っています。

ここまで来てしまったら焦らず気軽な気持ちで頑張ろうと思っています。

そして働いている間に人生観でも変わってくれたら(志望を諦める)とも思っています。この若者は、とにかく人生を急ぎがちですので、ここは一つ駕籠《かご》に乗るのをやめてワラジでも作り直して歩いてゆくことにしましょう。

待ち遠しい、この一年です。

まあEちゃんや父と母上様には、いろいろ御心配をおかけしておりますが、こんなふがいない自分がまったく情けなく感ずる今日この頃です。

例によって例のごとく、百人一首を書こうかなぁって、考えついたんですけど、その句が、その始めがどうしても思い浮かばないのです。

あの紫式部か小野小町の「この長雨を眺めているうちに私はだんだん年をとってしまうことだなあ」という句なんか今のぼくの心境にぴったりではありませんか。

ちょっとこの手紙は、ニヒリズムの極にいたような文章でした。Eちゃんに素直じゃないかと言われている通りかな。

雨がふるよ
雨がふるよ
おれの心の片隅を
おれの心の片隅に
春の夢は、はかないものだと
人は言うけれど
春の命は尊いものだと
人は言うけれど
誰かそのことを知らん
雨がふるよ
雨がふるよ
でも俺は、俺は
そんな雨の　ふることを
心の中では喜んで待っているよ
喜んで待っているんだなあって

思うよう　思うよう
むなしい風のふくなり
母よ私の乳母車を押せ
りんりんと泣きぬれる夕陽にむかって
母よ私の乳母車を押せ
あじさい色のもののふるなり
あすはまたちがった風の吹くことだなあ

草々　大二郎

私の家は決して裕福な家ではなくてその日暮らしである。これ以上親に負担をかける訳にはいかないので、私は毎朝、布団の中で新聞の求人欄を見ていた。

さしあたり、何のアルバイトをしようかということが急務だった。親戚のおばさんの実家が看板屋であり、「そこで月に二万八千円の給料でどうだろう」という話があった。大学に入りたいなら、営業でもやってもらうとのことだったが、私にはとてもそんな仕事はできないと思って断った。

私に出来る仕事は、純然たる肉体労働に限られていた。東京の大日本印刷が季節工を募集していて、それも案外といい金になるということを新聞で見付け、一大決心をして苦手な東京に出かけた。

人事課という所で、一人で面接を受けたのである。それも応接室のような所でなく廊下のちょっとした椅子のあるところである。

「君、志望した理由は？」

「は、は、はい、あのー、京都工芸繊維大学を中退しまして、医学部を受験したんですが、それも失敗しまして、暫く働いて金をためて…」

「支持する政党はどこですか」

「あの、本当は自民党ですが、最近の自民党はどうも。ですから民社党です。大学ではみんな民青に組み入れられてしまったんです。だから一人で安保条件付賛成というポスターや、ビラをすってやっていました」

「あの、いつ頃、東京へ引っ越してきたらいいんでしょうか」

「あ！　それね！　後から正式にお知らせしますからね」

「はあ……」

これで、なんとか採用してもらえるな、共産党も支持していないし、季節工にしたら一応工学部系大学中退者だから……と。親父さん、あと一週間もしたら正式採用通知が来るからね…と話していたところがなんと、なんと「不採用」とのことであった。

医学部どころか「季節工」にもなれなかった。

ショックであった。なんてよくよくついてない、不運な若者なんだろう。何もかも上手くゆかない青春であった。

私にしたら、もうこのぐらいのことでは決してくたばらなかった。

百回の失敗が百一回になろうが百二回になろうが、同じことだったのである。

そして私の故郷のA土木の隣の息子さんが、東京に出て手広く電気会社（I電設）をやっていて、そこで使ってくれるということで世話になることになった。

会社とは言え、社長とその兄、弟、親戚の兄弟等、五人余りで仕事をしていた。

二階建ての一軒家で、二階は社長の家族の住居に当てられ、一階の二間に五人が住んでいた。

一方の四帖半には二段ベッドが二台おいてあり、ここに三人が寝泊まりした。一方の四帖半は食堂兼居間であって、ここで飲み喰いしていた。

私と社長の弟のベッドは、この四帖半の押し入れであった。彼は下段、私は上段である。

京都の下宿でも私は押し入れをベッド代わりにしていたので、そう苦痛はなかったものの、それが上段となると少し大変である。胴長短足の私にとって、上段へのステップは、ひと仕事であった。

この会社での私の給料は、食事代と二段ベッドの泊まり代を引いて月三万円であった。

残業は一時間一〇〇円で、一生懸命やればボーナスももらえるし、給料も上げてもらえるという約束であった。

その電設会社の仕事は、ガソリンスタンド専門の電気工事である。ガソリンスタンド故、電気がショートしたりして爆発でもしたら大変であるから、配線はほとんど地面の下か壁の中である。私は静岡県では有名な進学校を卒業していたし、京都の工学系の大学を中退し、おまけに物理と化学を少しは知っている。とはいっても、電気についてはずぶの素人である。

プラス、マイナスが分かるかどうかなのである。しかし社長が私に期待しているのは、穴をほることと、二八ミリとか五二ミリとかのパイプを曲げること、あるいは「おーい、あれをもってこい」「これを直してこい」と、上の者が命ずるまま動きまわる事であった。

肉体労働は、静岡の故郷でのそれとは全く違っていた。故郷での労働はあくまでも大学生のアルバイトであったし、おまけに「花菱」の息子で親方に限らず皆小さいときからの知り合いでごく親しい人であったから、いくら辛い肉体労働であっても、まるで好きなスポーツをやっているみたいだった。仕事が終わってベトベトの作業着に包まれて家に帰ると、父がいつも「大二郎、御苦労であった！」といって、大ジョッキに生ビールを並々とついでくれたものだったが、ここではそのような思いは一切通用しなかった。

穴を掘ったり、コンクリートを運んだりする仕事は、他の皆と同じように一つのパターンでやれるが、パイプを曲げたり、壁を砕石機でドドドドと割っていったり、「おーい！」「はーい、いま持っていきまーす！」の仕事は大変である。とくに「おーい！」「はーい！いまもっていきまーす」は散々である。自分のペースでなく相手のペースである。おまけに相手の失敗が明らかなことでも「はーい」の方が十のうちの七か八は叱られてしまうのである。小さな会社でも目に見えない序列はある。社長、社長の兄貴、社長の弟、社長の嫁さんの弟、それからSさん（弟からSさんまでは、ほとんど同じ序列）そしてF君、その次に私の順である。

F君のことは詳しくは知らないが、伊豆の中学校を卒業してから、すぐこの会社に入ったようで、多分十六、七であった。悲しいかな一目で「ちょっと足りない」と分かるような顔をしていた。顔はまるで何ヵ月も洗ったことがないように思えるくらいにまっ黒だったし、髪は安物のオイルを塗るくらいであるし、耳の中からは、絶えず脂っこい黄色い耳だれが流れ出ていたし、作業着に到ってはどこも油で汚れていて、まるで迷彩服のようであった。

口数も少なく、建設現場をあちこち皆の命ずるまま、ふらふらと飛びまわっていた。なんでフラフラなのか。上がそれぞれ勝手なことをいうので真っすぐに用ができないのである。

私の仕事はF君に準ずるような内容ではあったが、彼ほどコキ使われはしなかった。ガソリンスタンド専門の電設屋だったから現場は山の奥ということはなく、ある程度の市街地であった。

私は多くの場合、例の穴掘りを志願した。猛暑のためと作業着がベトつくため、上半身裸で過ごすことが多かったし、上半身は筋肉隆々で自信があった。

そして、近くの道路を通るうら若き女性達に、恥ずかしげもなく「おーい、おねえちゃん！　元気ー！　かわいいねー！」と大声で声をかけるのを常としたのである。

さすがに同僚からは「お前、そんな落ちぶれてはいけないよ！　それじゃ最低の人間じゃないか」と説教されていた。

「よくそんなんで医学部を受けるって言うよな」。日頃の私の行動を見ていると、誰だって同じ言葉を吐いただろう。私は医学部受験に関する限り、まるで皆から信用されていなかった。

そのうち決定的なことが起ったのである。F君と二人でいつものように、掘って埋めたばかりのパイプの中に電線を入れようとしたところ、それが途中でどこかに引っかかって前にも後にも進まないので

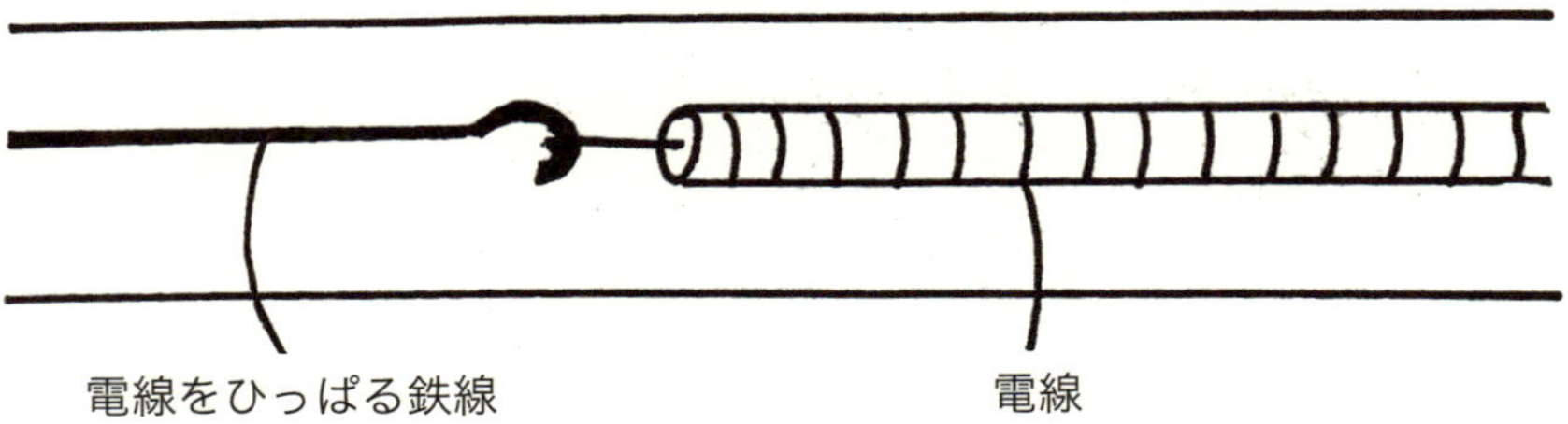

ある。それをどういう方法で解決しようかと彼と議論したのであるが、彼の方法論と私のではまるで反対なのである。

私はもちろん彼より年長者だし学歴もあるし、普段から彼の保護者的な立場にあったから「なんだF！　ばかだなあ。お前、そのような仕方じゃまったくだめじゃない！」と一笑して私の方法でやり通そうとしたが、彼は盛んに「おかしい、おかしい」と頭をひねるばかりであった。その時、ふっと「あっ、俺の方法は誤りであった。奴の方がいい」と気付いた。ショックであった。奴の頭にも俺は劣る。

こんな低能な人間が果して医学部に入れるのだろうか。お先は一段とまっ暗となった。

F君は地獄である。機関銃のような勢いで用事を言いつけられるのだから大変である。皆からはまるで敵とか仇のようにどなられて、こき使われたあげくの果てにはぶん殴られたりもした。しかし、彼は私の見たところでは馬車馬のように陰日向《かげひなた》なく良く働いていた。

私はよく彼の味方をして相手に喰ってかかった。「あんた、そんな言い方はないだろう。同じ仕事をしている仲間じゃないか」

「あんたの仕事を支えているのはF君じゃないか。なに！　やるんならいいよ、いつでも相手になるぜ」。彼の影は私であった。格好が悪くて、みんなに馬鹿にされている私であった。

（下のものほど大切にするんだよ！　偉ぶっている奴は、反吐が出るほど嫌いだ！）

いずれにせよ、このときの労働ほど過酷に感じられたことはない。なにしろ朝が一番の憂鬱である。本当のところ蒸発でもしたくなるような気分であった。あちこちのガソリンスタンド建設現場にトラックや乗用車に分乗して出掛けるのであるが、都心に近いところで川崎、横浜、遠ければ千葉、群馬、静岡である。私としては遠いところに行けば行くほど嬉しいのである。天国へ昇るほど快適な気分なのである。群馬、静岡ともなれば片道二時間や三時間はタップリとかかる。その間、車の中でコックリ、コックリとやってゆけるのである。

その反対に現場が近いところだと正直なところ「この車がどこかで事故にでもあって時間を費やして欲しい」と願うことになる。それほど、この労働は私にとっては、きついものであった。

一日の労働時間のうち、朝から昼までは〝もう死んだふり〟である。体は動かない、もう絶望的な数時間である。そのうえ得意の穴掘りでもしようものなら、昼頃にもう体中、毛穴のいたるところから塩がふきだし、体にうっすらと白さが混じり、風でも吹こうものなら乾いてサラサラになる。脱水のためかまったくと言っていいほど食欲がなくなり、口に入るものはコーラとかアイスだけとなる。

そして短い昼休みが終るとあと何時間、あと何分だといって仕事をすることになる。

そして一番調子のいいのは四時半ごろである。そのころになると〝もう仕事は終ったのも同然だ〟とばかり気持ちも軽くなり、おまけに少しばかり長くなったとしても残業代、一時間百円もらえるためか、鼻歌まじり、心は晴れ晴れとなる。

一ヵ月の残業は平均二十〜三十時間であり、これで合計二千〜三千円入ることになる。月給の三万円はそのまま貯金して、その二千円か三千円かが月の小遣いである。

月に一度の給料日の後に、F君とよく用賀の町に出かけた。彼はいつもの汚れた作業着の上に何かひっかけていたが、私の格好とて五十歩百歩である。二人並んで歩く姿を見た人は、恐らくころげまわるほど笑い出し、百人が百人共、優越感に浸ることができただろう。

私のガニ股に加えて（そういえば彼も私の半分くらいはO脚であった）彼の特異な風貌を加えると、どこかの頭の足りない二人連れに見えることは必至であった。

小さな食堂に入って生ビール大二つ、焼きとり一皿を注文すると、店員は明らかに「あの人たちにビールを飲ませてもいいのだろうか」と戸惑いの表情をしていたが、そこで彼にいつも「おい！　おまえなあ、今は若くてこんな仕事もいいけど、年取ったら嫌だろう。今のうちによくよく頭を使って考えておけよ。

俺だってここで、あとちょっと働いて金を貯めたら予備校へ入って医学部を受験するんだぜ」と言っていたが、彼はその言葉にいつもニヤニヤするだけで、確かな反応を示さなかった。

そのころの私の「よーお！　おねえちゃん！　かわいいね！」の一件といい、電線の処理まちがいといい、彼こそ私の頭の悪さを他の誰よりもよく分かっていたのだろう。私の話はまったく説得力がなかった。

この近くに駒沢大学があるらしく、たまに喫茶店に入ると、ウエートレスに何かとモーションをかけている大学生をよく見かけた。「あいつら、男の腐った奴らだ。女に媚びを売るとは、軟弱だなあ」。自分のことは棚にあげ、立場が違えば、こうも考え方が豹変するかと思うほど、一電設会社の社員になりきっていた。

そのF君と五年くらい前、地元からちょっと離れたパチンコ屋で遭遇した。

実際はF君ではなく、F君の弟であった。

「F、久しぶりだなあ!」といったら、相手も「ハイ!」と言った。私が「東京で一緒に働いていた肥田だよ!」と言ったところ、「もしかしたら、兄貴の事を言ってるのかな!」と言った。「あっ! そうかも知れない! 兄さん、東京で働いた事ある!」「あのう、今うちに帰ってきているんですけれど!」私は、「F君、今どこに住んでいるの!」と言って会いに行った。そのパチンコ屋から十分ほどの距離で、直ぐに見つかった。

F邸と言うか、その敷地の中に家が三軒くらいあるのだ。

「Fさん、Fさん」と言ったら、四十過ぎの小太りのご婦人が窓から顔を出し、窓をまたいで出てきた。「Fさんのうちですか?」「はい、そうです」。そこの家は、玄関の中が私の背丈くらいあるゴミだらけで「ゴミが棄てられない症候群」の家なのだろうか? ゴミがあふれていた。

「F君いますか? 僕、東京でF君と一緒に働いていたんです」というと、本当のF君を呼んできた。

F君とは三十五年ぶりに会った。彼はすぐ私とわかった。

「肥田さん、実はあれから五〜六年して、こっちへ戻ってきた。百姓やってる。ただ、農協に卸せるようないいものは作れないので、うちで食べるものだけ作っているんだよ！」あきらかにF君は昔から進歩していないように見えた。もっとハッキリいうと貧乏している様子だった。

私は、「F君、用賀の食堂へビール飲みにいったよなー！　ビール好きなんだよなー！」「今度、ビール持ってくるから頑張れよなー」と言うと、「うん、肥田さん！」。真面目なF君はそう言った。私はF君と別れて車の中に入った。

F君から離れた所に車をおいてあったから、私が最新型の大きなベンツに乗って会いに来たことはわからなかった。

私は、道の途中で涙があふれた。「お前！　俺といっしょにいたら、お前をこんなことにしなかったけどなあ！　F君！　お前って何で昔からこんななんだ！」

F君にビールを届けるからと言ったがそれ以来会っていない。

車で近くを通るとF君の事が思い出される。

F君と私はどっちがいいとは言い切れない。私は私の道を進むしかないのかもしれない。

F君！　また今度会いたいなー、F君！　いつかきっと、またビール飲みに行こう。

渋谷まで映画を見に出かけたときのことだ。東映のヤクザ映画で高倉健と藤純子の主演作を見ての帰り、夜も遅くなっていたが、千歳船橋という駅で降り、確か十分もすれば会社に帰れるはずだと考えたのだ。ぼくの残業は一時間一〇〇円、タクシーでゆくと一二〇円、じゃ歩こう、とばかり夜の街を会社の方に向かってトコトコと歩き始めたのであるが、田舎者の哀しさ、いつまでたっても目的地に着かないのである。

どうもこのあたりは高級住宅街のようだった。

まるで浮浪者のように「でけえ家に住んでるなあ」、「いい車に乗ってるなあ」と溜め息をつきながらであった。結局一二〇〇円の金をけちったため、二時間余りもあちこちふらついたことになった。（現在でも、時々この一〇〇〇円の価値について想い出すことがあるが、その割に金に対してはルーズである。）

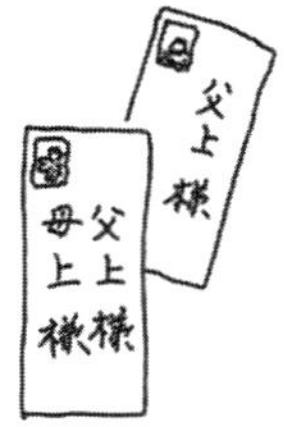

—この頃父にあてた手紙—

ぼくは時間が惜しくて（？）金を貯めたくて（？）日曜といえども家に閉じ籠っています。だからあまり帰れません。ひょっとすると八月のお盆まで帰れないかも知れませんが、毎日毎日頑張っています。昼休みになると、ああ半日終った。そして帰ってくるとき、きょう寝床でどんな問題やろうかと楽しみにして来ます。大学受験で失敗して人生に敗北してゆく人の多くを見てきました。負けないためにやるつもりです相模原にある米軍の病院に近いガソリンスタンドの新設工事にも出かけたことがある。

壁に向かって「しょんべん」をした。

油と土で汚れてベタベタになった手でチャックを開けて「しょんべん」をした。

パンツも黄色く汚れて、まるで浮浪者のようだ。

夕焼けに映って白亜の建物が見えた。

その上に「緑十字」のしるしが見える。

みんなが米軍の病院だと言っている。

あと何年かして、私があそこで働けるように望んでいるなんて、誰が知ろうか。

あそこに俺の進みゆく医学の道がある。

俺のたった一つの安堵の灯がある。

でもふっとその時、私と病院の距離の遠さを感じた。

でも俺は胸をはって「しょんべん」を終えた。

私はなんて皮相的な勉強をしているのだろうと思ったことがある。

ガソリンスタンドの建設も、大部分のものは既製のプレハブのようなコンクリート壁を持ってきて、ほんの二〜三日もすれば一瞬のうちに見事な外観を呈するようになるのだが、この建設に携わる土方がどの現場にも二〜三人いる。

たいがいは四〇〜五〇代の筋骨たくましい、陽にやけてまっ黒な男の人であるが、三人に一人は、腕に健さんのヤクザ映画ほどではないが可愛らしい刺青を入れた、気持ちの優しい連中である。

そんな飯場の中に、あるとき古ぼけた「正宗白鳥全集」の中の一冊が無雑作に置かれていた。

普段そういうところでは活字というものには、滅多にお目にかかれない。
二、三日前のスポーツ新聞でもあればいい方であったから、私としてはもう吃驚するしかなかった。同時に私の知識がほんの〝うわっつら〟のものであることを悟った。
私といったらただ受験勉強で仕方なしに正宗白鳥に関する二〜三の作品名を知っているに過ぎないのであったから（いまでは、どう頭を揺すって思い出そうとしても作品名は出てこない）。受験で必要なのは何々時代、何派で、その上に書き出しの二行も憶えていればいいほうである。

その時は、大学に入ったら真っ先に正宗白鳥を読もうと心に決めたが、本当のところ、私はいままでの勉強が表面的なものであり、何一つ本質をとらえていないことに気付きはじめていた。

東急東横線の沿線あたりのガソリンスタンドを工事していた頃の出来事である。

同じようなエピソードがもう一つある。

隠岐島で行動を共にした慶応大学のTさんが、私の会社に電話をくださり、神宮球場へ早慶戦に連れていってやるというのである。

ところが東京の地理に慣れていなかった私は、約束の時間に大幅に遅れたためTさんには会えたものの早慶戦には間にあわず、仕方なく近くの喫茶店に入ったのだが、その時は多分、隠岐島で出会った立教大の二人の学生も一緒だったと記憶している。

そのとき店内に流れていた音楽のことに話が移ったのであるが、ここで私がいかに音楽を知らないかを露呈してしまったのである。

店内に流れている音楽はモーツァルトのピアノコンチェルトの二〇何番だという。そして私を除いた三人は「モーツァルトのピアノコンチェルトの二〇番代のはすべての曲がいいよね」と話しているのである。私ときたらコンチェルトの意味さえ分からず、クラシックで知っているものといえばベートーベンの「ジャジャジャジャーン」だけである。皆にとって、モーツァルトのピアノコンチェルトを知らない私は、ちょっと不思議な人間に思われただろうことは確かである。

彼らにとってそれはコモンセンス（常識）なのであった。大学に、医学部に入ったらモーツァルトを聴こうと決意していた。

人生とは単に受験、テストのように○か×で判断する世界とは、まるっきり別の、もっと奥行きのある何かであると気付き始めていた。

―京都工芸繊維大学の先輩Tさんからの便り―

三月、四月と手紙がなかったので例のこと、失敗したのではないかと心配していた。案の定、そうであったうえに、東京で働いていると知って一層驚いている。

その日々を満足げに送っていると聞き、なお一層驚いている。一日の仕事、そして夜の勉強。虚しい努力の姿が僕の目に浮かぶ。確かに充実はしているだろう。恐るべき自己満足だ。春の陽ざしの下での労働。良いスポーツだと思う。夜の寝る前の催眠的勉強。肥田、人間の怠惰とは、いつしか自分の知らない間に落ち込んでしまうものだ。

そして人間はそれに馴れて初心の自分を忘れてしまうものだ。僕に言わせれば、現在の君の姿は「気休め」の状態でしかないと思う。

いつまでも気休めを続ける気か。僕自身一年間、君の様な立場で生活した。その姿がいかに自己満足的であったかも知っている。

君の立場は苦しい立場かも知れない。しかし情熱というものは、他からの刺激で激しくなるのも真実味があるといえる。それだから君に言う。自分を苦しめてはいけない。現在の状態が君を苦しめているのではないか。

気休めの後には、今までにかつてなかった程の苦しみが来るはずだ。

肉体労働は最大の効果をもって勉強の邪魔をする。それこそ催眠的効果だ。僕は肉体的労働に反対だ。人間的な結びつきは強められるが、あく迄人間的要素についてのみだ。人のエゴイズムは人間的関係の中では姿を見せはしない。

そのきずなを切ろうとする時、反動として大きく狂うのではないか。

肥田、君が捲土重来《けんどちょうらい》を期そうとする場合、現在の状態は好ましからざる結果になりはしないのだろうか。

詳しくは知らないゆえ、強くは言えぬが僕から思うと現在の君は意味なき艱難の様に思われる。『伏す事久しきものは、飛ぶ時必ず高し』というのは、学問の世界では絶対に通じはしないと僕は断言する。

心を鬼にして意味なき艱難を追ってはいけない。人情とエゴの関係を深く考えてほしい。自身の気休めに気付いてくれ。挑戦は完璧でなくてはならぬ。

僕の言っていることは間違いだろうか。聡明な君の事だ。僕の言っている事をきっと理解してくれるものと信じる。

僕に出来ることがあったら遠慮せずに言ってくれ。

出来る限りのことをする。男の資本は肉体だ。肉体を強くするのは良い。しかし強くしようとして多くのものを失ってしまうこともあることを知ってくれ。

肉体に気力が付けば何も言うことがない。しかしながら気力は自信と責任感から来るものではないだろうか。自信をもってくれ、そして態勢を整えてくれ。それこそが挑戦者の真の資格だと思う……。

T

ぼくには恐いような先輩だったTさん。安保条件付賛成！　との立て看板を見て、おもしろい奴だと、声をかけてくれた先輩、いまごろどうしているだろう。

八月近くだったかI電設をやめるころだった。社長はじめ、「まあボーナスやるから頑張れよ！」なんて調子のいい事を言っていた。しかし、ある夕方、僕の周りに人が誰もいない。何故かと思って外を見たらみんなが話し合っている。

どうもボーナスが出たみたいであった。「俺だけないのか？　どうせ俺はやめるからなあ」「出ないんだろうな。出ても五千円か一万円か二万円だろうな」と思った。

実家が「花菱」っていう飲み屋をやっていたから、そこで私は思った。『花菱』の息子がこんな事で泣くなよ、コノヤロー。これしきのことで。私は悔しくて、筵《むしろ》を近くの公園まで持って行ってそこで仰向けになって空を見た。

そしたらきれいな星が見えて、俺は思わず、泣いていたんだ、その時。「あの星の光がここに届くまでには何万年もかかるんだねー。僕が生まれる前に放たれた惑星の光がここへ届いているのか。世界って大きいんだよな。宇宙って大きいんだよな。何でこんな小さな事で悲しんだり、泣いたりするのかな。大二郎！　もっと頑張れよ！　神様なんかいねえ。だけどさあ……」と私は思った。


一回しかない人生だから、ここで負けてたまるかよ！


何か絶望の淵に落ちてゆくと、私はいつも、夜空と輝く光を相手にした。自分の運命を恨んでは目に泪を溜めて、夜空を見上げていると、光が泪の中で様々に反射して気持ちがおさまってきて、そのうちにふっと眠ってしまうのだ。

ボーナスのことでもう私は少しも恨んではいなかった。

私のようなものをよく使ってくれたと感謝していた。悲しいかな。自分に罪をすべて着せる習性がある。

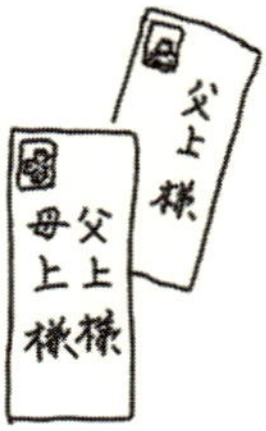

父に出した手紙

前略　花のいろは移りにけりな、いたずらに
わが身よにふる　ながめせしまに

父さん母さん、お元気ですか。この頃ちょっと夏めいて来ましたけれど。車で東京の街を通ると、いままで薄くかかっていた雲の切れ目から青空がみえてきて、あげくの果てに入道雲さえ現れてきて、八月までにはあと少しだなぁなんて感ずる今日この頃です。三日は伸子の修学旅行だったそうですね。あの日は給料をもらった直後で少しでも送ってあげようかなと思ったんですが、帰ってくるのは毎日七時過ぎですので、ちょっと郵便局に間にあわず悪かったと思っています。みんなは案外、万国博をみて故郷に帰っているころですか。では頑張ります。

おとうさん、おかあさんへ

大二郎

ある日、現場のスタンドで大きな外車を見つけた。私はそのとき給油所の大きな屋根の上の配線作業をしていた。

ものすごくばかでっけえ車だ。ボンネットの部分だけでも、私の寝床の押し入れ上段の何倍もある外車だ。ちきしょう。一緒にいるご婦人ものすごく綺麗な人！ 俺もいつかあんな、でっけえ車に乗ってみたいなぁ……自分でも知っていた。あんな人間には、なれないな。きっといつまでたってもこのお得意の穴掘りをやっているだろうと、全部自分の将来は分かりきっていた。

八月の初め、いよいよ念願の札幌へ渡る。アルバイトで貯めた金約十五万円をズボンのポケットにくくりつけ、青森の桟橋から連絡船に乗り込んでゆく。

この頃、父は京都工芸繊維大学へ復学の運動をしていた。教授に懇願の手紙を出していた。あげくの果てに私にも、お願いする旨書くようにとのことだった。明らかに父はうろたえていた。

京都工芸繊維大学の教授からの手紙。

U教授より

肥田大二郎殿

あわただしい春のたたずまい、桜もゆっくり咲く間もなく、また本学も学生運動の終結で多忙をきわめ、桜が散ったことも知らぬ間に過ぎゆくこの頃です。

ただいま貴君及び御父君よりの速達便を受けとり驚いています。貴君が二月に退学していたことも全く知りませんでしたが、そのときの思いつめた御心中を察するのも難しく、さぞや思い悩んだあげくの決断であったろうことを思うとき、一度相談でなくとも決意の程を聞かせ、いただきたかったことを残念に思います。

しかし過保護の教育ママに育てられた幼稚園児のような大学生が数多く見うけられる昨今の世情にあって貴君は一個の独立した人格として自らの行動を律していかれる態度は見上げたものと存じます。新聞紙上でも十分御承知のように現今わが国の大学生は戦前の中学生ほどに数多く、いわゆる大学生としての値打ちは大いに下落している実情は、一般的に認めざるを得ません。

ということは現今の多様な世間では、必ずしも大学卒の学歴は必要でなく（学歴無用論）本人自身の主体的なあり方に基づく勉学経験が、その実力を養い、それさえあれば世間は快く迎えてくれる頼もしい世に変わりつつあります。

もちろん日本だけでなく、否むしろ諸外国こそ、そのように変わりつつあるので日本は少し遅れながら、その方向に進みつつある今の世の中であることを思えば貴君の輝かしい決断は、さすが深く物事を考え真実を探ろうとする貴君の日頃の生活態度が然らしめたことと思います。

きけば退学後、一電設会社員として同僚と共に汗を流しておられる由、そのような生活の現場にあってこそ、人生の真実な生き方が発見でき、その肉体的に忙しい中での必要に迫られた勉学こそ貴君自身の血となり肉となって貯えられる学識であり、通り一遍の大学の講義よりは、はるかに有益かつ尊いものであります。

この点をよくわきまえ、力の限界など自分勝手な狭い限界を設定せず、大きな希望をもって、忍耐強く努力して下さい。人間だれでも今の時を生かして用うることが大切で、もしどうしても限界が見えるというのであれば、また相談にも乗りましょう。

しかし人間というものは実は無限に近い能力を内蔵しているもので、でなければ月到着などの偉業はとても考えられないでしょう。貴君自身が二〇年、三〇年先にどんな偉大な人物になっているかも知れないものです。

若い者が簡単に力の限界……など弱音をはくものではありません。どうか今の境遇を精一杯精進して下さい。そして、もっと希望をもって現状に立ち向かってほしいと思います。

小生も昨年七月二日貴君と琵琶湖畔の芝生の上で暗くなるまで蚊に食われながら話し合った仲ですから、大いに力を貸して上げたい気持です。では身体を大切に。もっと現在の気持を詳しく知らせて下さい。末筆ながら御父上にもよろしくお伝え下さい。

追伸
只今織維工学科の両先生から貴君のことについて電話がありました。
両先生のお考えも同様で簡単に退学、復学するものでなく今の境遇を全力をあげて取り組むのが人間の生き方だといっておられます。小生と全く同じお考えですのでここに代表として小生の御返事を差し上げます。

A教授よりの手紙

お手紙を読ませていただきました。先にK先生宛にもお手紙を出しておられたようですが、初志がはずれて落胆のお気持ちはよくわかります。

然し復学ならびに再入学を許可することは到底できません。突放してしまうようですが規則を曲げることはできません。今、君の一番大切なことは、やはり一から出直すと云う決心だと思います。お父様宛ての手紙にも書きましたが、君は未だ若いうえ多くの賜《たまもの》（健康、頭脳）に恵まれています。ここでくじけては駄目です。

なにくそと思って立ち上る勇気が必要です。アルバイトと勉学は決して両立しませんから、よく御両親と話し合われて来年の入試に備えられるよう祈ります。

この苦い体験を生かされるならば、君の前途は悲観どころか、他の人よりも忍耐謙虚、感謝、慈悲の果実を結んだ心の豊かな人となり明るい人生を送られるように必ずなります。一日も早く心の整理をされ立ち上って下さい。

このように申しても人間ですから勉強中また気の迷うこともあるでしょう。その時は新約聖書を開いて読んで下さい。最後に聖句を記して筆をおきます。では御元気で。

あなたがたの会った試練で世の常でないものはない、神は真実である。

あなたがたを耐えられないような試練に会わせることはないばかりか試錬と同時にそれに耐えられるようにのがれる道も備えて下さるのである。

（コリント人への第一の手紙　一〇章一三節）

昭和四十五年四月二十二日

大学の教授からいただいた励ましの手紙であった。私はこの二通の手紙に対して心からの感謝をしている。書き写すだけでも肩が凝って疲れてしまったのに、この文章を作る労力たるや大変なものであったろうし、大学では私は皆から好かれるような行為は何もしていなかった。

むしろ反対に授業妨害に近いことばかりしていたし、手紙をいただいた両教授様の授業にいたっては出席した憶えはないのである。おまけに京都工芸繊維大学は俺に合わぬと言って飛び出してしまった人間である。

まるで泥棒に入った家の御主人から、何か困ったことがあったら、なんでも相談しなさいよと、言われているようなものであった。

自分という人間の小ささと相手の大きさ……。いつか、いつかああいう大きな人になりたいと感じている。

第六章「札幌へ渡り、予備校生活・受験」

Ｉ電設で四月から八月の五ヵ月余りに渡って働き、予定では十二万円の貯金をして北海道に渡り、予備校で学ぶというのが当初の計画であった。しかし、十二万どころか十万ギリギリくらいしか貯金することが出来なかった。

無駄金は一切使わないという計画だったが、四ヵ月の間に二万円ほどのお金は消えてなくなっていた。どういう具合に消えてなくなったかは分からない。お茶とかコーヒーとか日常生活で必要だったかもしれない。

数学の参考書を購入したせいなのかもしれない。

とにかく北海道の予備校に渡る件について、私は九月の初めから、生まれて初めての予備校の授業を受けたいと思っていたから、それまでに約三週間の余裕があった。

そこで、父の食堂「花菱」のお客さんで当時富戸から来て小さな土建業を営んでいるＨさんにお願いして三週間ほど住み込みで働くことになった。

Ｈさんを僕たちは寅さんと呼んでいた。寅さんの家は面白い家で奥さんと寅さんは毎日口喧嘩が絶えない。悪意を持って話しているのではなくそれが日常的なのである。物が飛んでくるとか、強く憎しみ合うとかではなく。口喧嘩が朝から晩まで休みなく続くというのである。

仕事とは、富戸の土地の人達二、三人と寅さんの、五人ぐらいの土建業である。現在の伊東の市民病院（旧　国立伊東温泉病院）の下の家の基礎をつくる工事とか、川奈ホテルゴルフ場近くの市道の補強工事とかの工事現場の土方として働いていた。

今でも、一日二八〇〇円という寅さんのくれた日給を覚えている。私の本当の力からすると、一日八〇〇〇円から一〇〇〇〇円頂けばいいところであるが、優しく、気前のいい、お人好しの寅さんは私に一日二八〇〇円のお金を払ってくれた。

親方は、私の身分をただの土方にしないで、まだ京都工芸繊維大学の学生だとして皆に紹介してくれたたし、又そのように扱ってくれた。

実のところ、学生証は大学には返さず肌身離さず持っていた。こんな物でも何かと役立つ事が多いと感じていた。

私は三万か四万円のお金を上積みして、北海道札幌市にある桑園予備校の二学期から編入させてもらう事になった。

自分でリンゴ箱一箱にぎっしりの参考書を入れ、その上に白いシーツを一枚入れ、リンゴ箱に蓋をした。あと一つは組み立て式のコタツだけ。コタツ板は送ることができなかった。

布団類は父にチッキで札幌駅まで届けてくれるようにお願いして、私は札幌へ向かった（当時は宅急便などは無く、鉄道便であった）。

連絡船に乗って札幌に向かうのは、もう四回目である。今までの三回は受験シーズンの厳しい冬の中であったが、今回は暑い中を僕一人で札幌へ向かった。桑園予備校の紹介で、北四条西二十二丁目という、消防署や北海道神宮が近くにある、Sさんという下宿に入ることになった。

Sさんは下宿業を専門にしていて予備校の学生が二十人程そこで生活していた。

八月の終わりにそのSさんの下宿に手続きをして入居したのだ。朝食、夕食の一日二食付で一四五〇〇円だったと記憶している。浪人生向きの下宿で、ベニヤで出来た粗末な部屋だった。押入れもなく、壁紙が張ってあるわけでもなく、唯一の窓は一枚ガラスで、冷たい外気がビュービュー吹き込んでくるような部屋であった。


―八月十二日の葉書―

下宿決まりました。思わぬところで案外金がかかるものですね。下宿二食付一四五〇〇円、申込金四〇〇〇円というところです。まずはお知らせまで。

大二郎

―八月十七日の葉書―

故郷離れてはるばる千里、何んで想いが届こうぞ。

去りゆける夏をおしむのか、訪れ来る厳冬の響きをかくすためか、夜にもなると、さわやかな風を伴って盆踊りの調べが伝わってくる。未だ見知らぬ冬の訪れに心を震わす……今日この頃です。八月一六日フトン未だ着かず。あと少しかな。

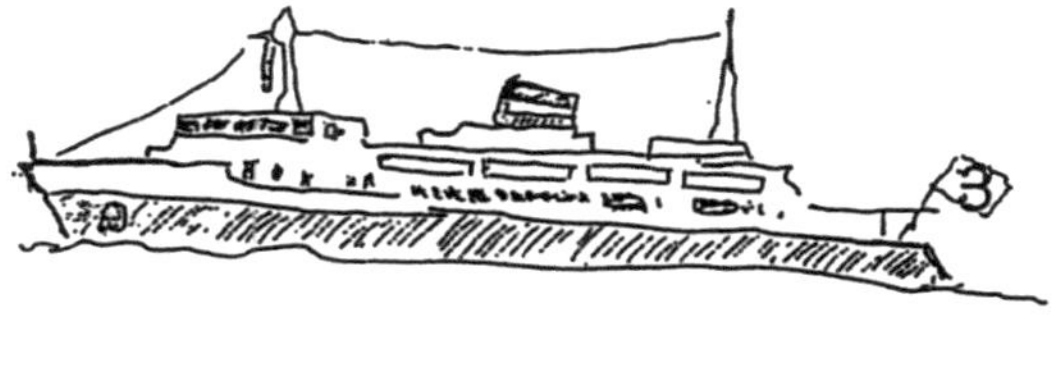

見わたせば　花も紅葉も　なかりけり
　浦の苫屋の　秋の夕暮

―八月二十五日ごろかな、の消印の葉書―

八月二十三日ごろかな、今日はとにかく火曜日です。未だ蒲団が届きません。日通の混載到着係へ何度も問い合わせたんですが、まだ着いていないようです。どうなっているでしょうか。伊東の日通へ問い合わせてみてもらえませんか。ではとりあえず、あとからその後のたより出します。

―八月二十九日の消印―

早いもので札幌へ来てから、もう二週間以上たちました。その間、蒲団が来ないでいろいろ心配しましたが、どうやら無事着きまして毎日毎日の生活が、どうやら軌道に乗ったようです。（結局十七日間も寝具なしで暮らしていた事になる。）

下宿は専門みたいなところで十八人からの学生がいて（みんな浪人）そりゃもう大変です。でもなるべく友達を作らないようにして自分の部屋に閉じ籠って勉強していいます。バイトしていた時間を今から取りかえさなければと大変です。

ここは、朝・夜の二食付きで一四五〇〇円、八月分も十二日まで一日二〇〇円、計二四〇〇〇円引かれただけで払わされましたが待遇はまあまあですので安心しています。（昨日などは外でジンギスカンでした。他の下宿人は「おばさん！　買いおきしてある白菜の上をねずみが走っているよ！」と不満げに言っていましたが私は、ズボラなためかなんにも気になりません。）

下宿代は毎月二十五日まで来月の分を払うことになっています。ですから、それまでに送って下さい。お願いします。生活しているとあの苦労して稼いだ金がどこかに行っちまったかなと思うほどの早さでなくなっちゃってガッカリしています。

それとこの下宿では電気の許容量などの関係で暖房は各自、石油ストーブを使うことになっているそうです。ですから一応コタツを持って来たといってあるんですが、どうなるのか分かりません。いま手元にある金はちょうど一万円、これでコタツの板と洗濯用のポリバケツを買うのですが、一万円札をくずしたくないので、ちょっと出ししぶっている状態です。

予備校は下宿より歩いて十五分程のところ。この下宿は静かですが、交通の便はいいです。札幌の街はとっても広く、車がいくら来ても絶対に平気というくらいいい街です。残された日々、悔いなく大いに頑張るとしましょう。万国博どうでしたか。京都にいる頃がしのばれてとてもなつかしくなってきます。冬がくる。どんな冬なんだろう。とても心細いつらい冬になりそうです。

父上さま、母上さま

大二郎

札幌に着いて予備校も下宿も決まり、「初志貫徹」と勉強を始めたが、大いに困った事がある。まず第一にアルバイトで貯めたお金がアッという間に底をついたことだ。

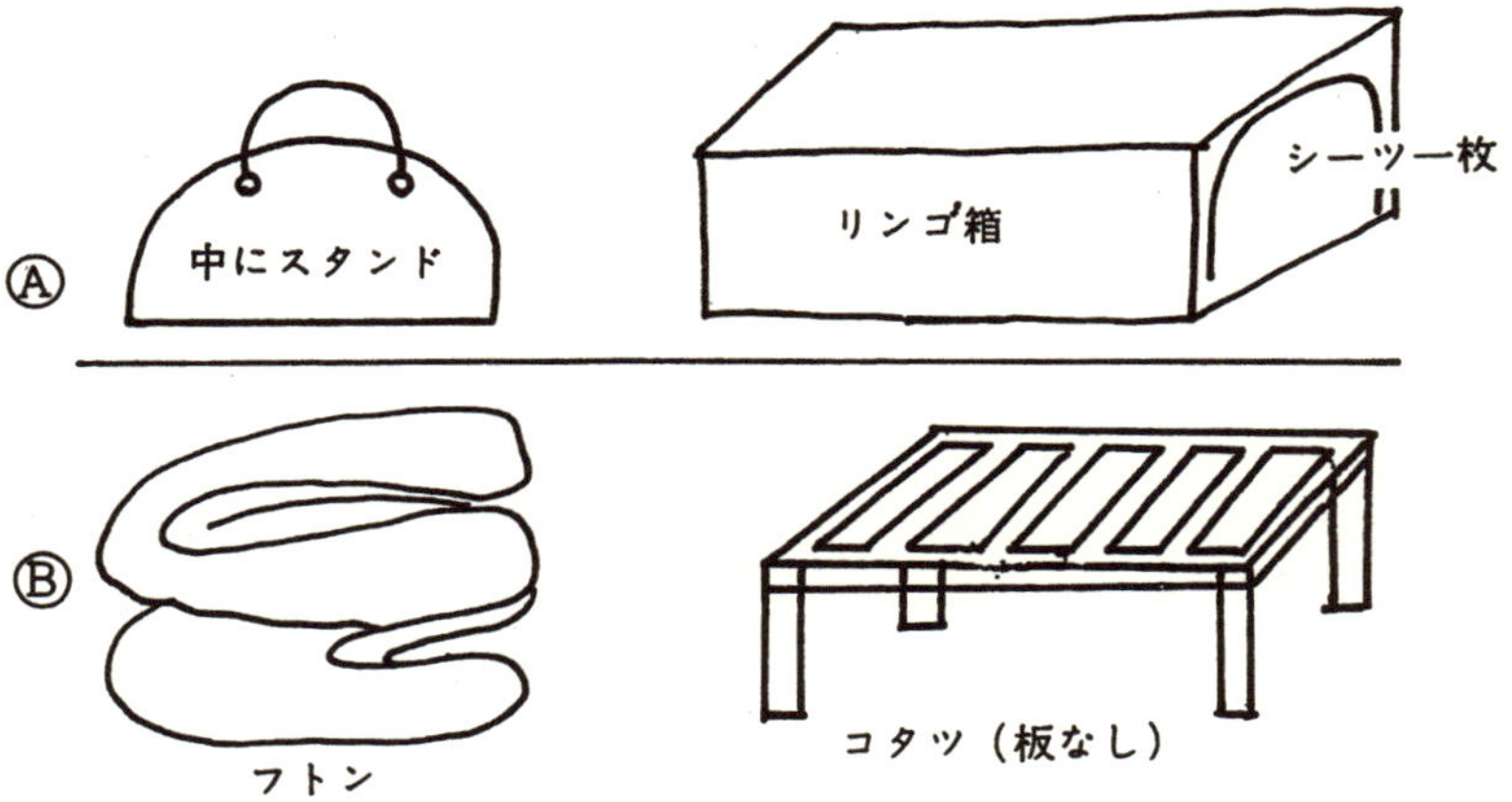

札幌までの交通費（電車代）、予備校の入学金、授業料、下宿代などを払っていったら、手持ちはほんの何万円か、何千円かになってしまったのだ。まさか札幌に来てアルバイトをしている余裕もないから、頼るところといえば親しかないのである。父には春の入試に失敗した時、按摩さんになれ、看板屋になれ、と言われて自分としても、えらくショックだったが、それによって親子の間が険悪になるようなことは決してなかった。父も失望したのだろうし、私としたらもっと最悪だった。自分自身を励まし、それ以上に父や母を鼓舞し、元気づけて、何とかやり通さなければならなかった。

私としては札幌に渡った後の生活費が一体いくらかかるのか、具体的に詳しく計算もしてみなかった。一ヵ月二万円の生活費×八ヵ月だから十五〜六万もあればいいだろうと、いとも安易に来てしまったのである。気持ちの奥にはいざという時には父にお願いすればなんとかなると考えていたのだが、来たその月に、もう経済的にピンチになったので、情けないのだが、よく父のもとに葉書を出したという次第である。

親にとっては、子供からの電話や手紙はきっとあまり有難くないものの一つかも知れない。第二に、札幌駅宛てに出してくれと頼んでおいた布団とコタツがまったく届かないのである。八月とはいえ札幌である。仕方なく、リンゴ箱の中に入れてきた一枚の汚いシーツに毎日くるまって寝ていた。夜はさすがに寒いので、なるべく眠らないようにするかのどちらかである。

いつまで待っても来ないのである。Ⓐのみで最初は暮らしていた。下着もきたきりスズメである。二宮金次郎ばりである。毎日リンゴ箱の上で勉強するのである。二週間も経ってようやくⒷのフトンとコタツが届いたので、これでもう大安心であった。あとは気が狂うほど勉強さえすればいいのである。

桑園予備校から実家に送られた成績表がある。札幌に着いて四日後に行われた統一試験の成績は理科系七四一名中四百一番である。国語七七七名中二五七番、英語七七四名中二〇九番、数学七五五名中六五七番である。ほぼ四〜五ヵ月も勉強していなかったからこんなものか。数学が圧倒的に苦手である。

数学でこれ以上を人生棒にふる訳には行かない。

予備校へ入るまで、ちょっとの暇を見付けては数学などをちょこちょこと自己満足的にやっていただけで、約五カ月間、ほとんど勉強らしい勉強はしていなかった。四百一番がどうなのか考えてみることはなかった。とにかく四百一番からスタートなのである。目標として百番以内に入ること。勉強第一だ、トイレ、めし、睡眠以外は総て勉強時間だ。

少年よ大志をいだけ、と北海道に憧れ、北大に憧れていたのだが、予備校生たる現実は恐ろしいものだった。時には、ろくに授業にも出席せず大騒ぎである。とにかく、トランプ、麻雀、花札、酒、あげくの果てにシンナー遊びと北海道の青年は良く遊ぶこと。

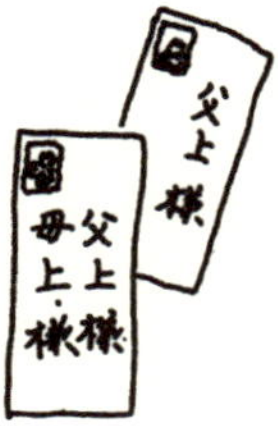

―手紙（日付不明）

故郷離れてはるばる千里、なんで想いが届こうぞ、男泣きする宵もある、と東海林太郎の唄。店のレコードの中にありましたね。どうも毎日毎日、部屋にとじ籠っているとこんな気持ちにもなるようです。いま夕飯を食べてきました。この頃、軽く三杯は、おかわりする。昼食はあまり摂らない、食べると眠くなるからと言って……。（ただ食べるお金がないだけです）。ここの下宿の連中、毎日毎日、合宿をやっているみたいで大騒ぎ。

なにしろ日が明けるごとに〝流し〟にはビールびんとタバコの灰が増えている有様。門限が十時なので遊びに行って遅くなった連中は、梯子（それもにわか作りの）をかけて二階へよじのぼり、ままならぬ時は、便所の金網をひっぱがして、もぐり込むとか。ついこの間などは、下宿の前に消防署の〝望楼〟があるので「おたくの二階に何かもぐり込んでいますよ……」などと連絡があったとか、いやはやまったく大変。

父上様が金曜日に送ったという〝お金〟が火曜日になってもまだ届きません。ちょっと不安です。ただいま五十円くらいかな、あるのは。病院で二五〇〇円くらい使いました。まだ糸がくっついたままだけど、医者のたまごとかいう友達（たった一人の）が抜いてくれるというもので、あてにしています。

毎月の金銭の支出状態を報告します。

下宿代　一万四五〇〇円
電気代　三〇〇円
風呂代　三八円×一五回＝五七〇円
コーヒー代　一〇〇〇円
即席ラーメン代　一〇〇〇円
参考書代　一五〇〇円
教材　七〇〇円
ＰＨＰ（雑誌）　五〇〇円
電車代　二〇円×二〇回＝四〇〇〇円

こんなところです。月に一度くらい映画をみるか、一度くらい小樽の方の海まで電車に乗って出かけます。（銭函海岸に行って日本海をよく見ていた。）

もうそろそろ勉強です。今日、ずっと父上がどんな顔をして郵便局へ金を送りに駆けつけるのか考えていました。頑張ります。

大二郎

父への手紙は、いつもザラ紙とかスケッチブックのきれはしに書いていた。

夜もふけゆく北国の空に、しばれるような北国の空に、まーんまるい月がみえる。月が窓のガラスにベッタリと貼りついているかのように見えた。ついこの間まで葉っぱをいっぱいにつけていたポプラの木も、もうみんな衣を脱いで冬にそなえた。あたりに散らばった落葉が時折吹く風に舞って音をたてた。その音を聞くと、その落葉をみると…なにか自分の叫び声のように、自分の形骸《むくろ》であるかのように思われて顔をすくめた。

この間は御心配をかけてすいませんでした。ちょっと精神的ショックが強かったもので、どきまぎしてしまったのです。参考書を買うつもりで、大枚二千円を大事に持って電車にのり街へ向かったところ、電車からとび降りた時手を切ったのです。病院へ行って、ほんのちょっとのことで、ただ一針ぬっただけでガッポリもっていかれたのです。保険証もないのだから〝もう〟泣いても泣ききれません……今日なども赤チンをぬって包帯をとりかえただけで四百五十円、まったくどうしたと言うんだろう。あの時、暑いさなか働いて、一日やっと千円だったのに、これでもうガッカリしてしまいました。毎日毎日、金が飛んでゆくのに寂しい気持です。もう糸も自分でぬこうと思っています。この分では恐らく家からくる五千円も使わなくてもいいかも知れません。みんな、ぼくの部屋にきて、こんな寒い中で、ストーブもなくおまけに机もなくて、と変に感心している。こう言ってやります。「ストーブにあたるためにわざわざ札幌まで来たんじゃないよ」実際！　ジャンパーを着てやれば暑いくらいで、いま窓をあけているくらいですから。来週、またテストがあるので一生懸命やります。みなさん身体に気をつけて下さい。

大二郎

私はとにかく予備校で百番以内に入ろうという目標だった。沼津東高でも百番以内に入ったことがない。百番以内を目指そうとして私は勉強を開始した。

そのころ、私が北大を一浪で受験した時に知り合った四国の今治西高校の友人であるH君が札幌の別の予備校に通っていた。


―彼よりの手紙―

前略
長い間、葉書きも出さないで本当にご無礼お許し下さい。僕は今年も北大落ちました。

今年は少しは出来たと思っていたので、本当にショックでした。

それで四月から札幌の予備校に来ています。肥田君、今頃どうしていますか。

僕はこうなりゃ意地でも自分が一番行きたい学校にはいるぞという気持ちで一杯です。早く肥田君に手紙を書こう書こうと思って、封筒は五月頃に宛名を書いていたのですが、だらだらしているうちに、十一月になってしまいました。

一学期は下宿のやつらと仲よくしようと思って人の部屋に行って話などをしているうちに、あっという間にすぎてしまいました。夏休みは夏休みで家に帰って、毎日海に泳ぎにばかり行っていて一度も本を開きませんでした。二学期も九月頃まで高倉健の映画に熱中して、やくざ映画ばかり行って十数本見ました。

いつも自分は浪人だ、浪人だということが頭から離れないのですが。

つくづく自分の意志の弱さが嫌になります。最近は少し焦りが出ていますが……。肥田君はもう浪人はしないと言っていましたが、どうしてますか。家の後を継ぐとか言っていましたね。

僕が今頃こんなことを言うのも変ですが、どうせ家を継ぐのなら、もう一度受験してみてはどうですか。肥田君は、オレの頭はもう限界だなんて言っていましたがそんな弱気な心は振り捨てるべきだと思います。今僕は誰にどう言われようと強気一点張りで押し通しています。人間気力が最後にものを言うんじゃないでしょうか。

来年は是が非でも合格してみせるぞ、といつも自分に言い聞かせています。

少し四月から札幌の印象を書いてみます。僕の下宿は北大農場のはずれにあります。天気の良い日には、いつも歩いて三十分程かかるんですが、予備校に通っていました。

いつも北大のポプラ並木を真横に見ながら、何となくわびしい気分で通っていました。四月の二十日ごろ札幌に着いたのですが、その頃は雪解けが済んだばかりで、若草がちらほらしているだけでしたが、一週間程すると木の葉も草も一斉に若葉を出して、まるで緑のジュウタンをしきつめた様でした。

それから五月から六月にかけては北海道の美しさの極でした。まず始めにタンポポが一度に咲いて緑と黄色のコントラストが本当にきれいでした。それが終ると、すぐに紫色の苜蓿《もくしゅく》が一面に、次にクローバが白い花を咲かせます。そしてエゾキンポウゲという黄色い花が咲きます。

五月の終わり頃から家々の垣根にライラックの花が咲き、白いアカシアの花が咲きます。何だか花の事ばかり書いている様ですが北海道の春は花に始まり花に終るといった感じでした。夏は七月の末、一週間ぐらいカーッと暑くなるくらいで、後は四国などと比べて本当に涼しい感じでした。

秋は日中、本州の方とあまり差はない様でしたが朝晩はやはり冷えました。今年の札幌は例年なく暖かいらしくて雪はまだ三回降っただけです。寒いなぁと思ったのは、その三日程でした。今日は今年一番の雪で十センチ程積もっています。やっぱり北海道だなぁって感じです。もう十一月も終りです。あと正味三ヵ月程です。本当に一年なんて短いものです。いつも同じ事の繰り返しの様ですが去年と同じ失敗はくり返しません。

今年は絶対に北大に合格するぞ、といつも自分に言い聞かせています。今日も二時過ぎまで友達の所で話をしていて、それから今日は絶対に手紙を書かなくてはいけないと思って書いています。

肥田君、もし来年も受験する様だったら、浪人だなんて気にしないで我武者羅《がむしゃら》に頑張りましょう。勝手な事ばかり書いて申し訳ありません。失礼な事はお許し下さい。僕は正月は、札幌にいます。肥田君、だいぶ寒くなってきましたが体にだけは、十分留意して下さい。

肥田君

彼がこの手紙を書いていたころ、私も同じ札幌でちょっとふったばかりの一〇センチほどの雪にびっくりし、「寒い！　寒い！」と大騒ぎをしていた。当然それから一週間のうちに彼と再会したのだが、私の生活ぶりを見て彼は明らかにびっくりしていた。

家財道具がまるっきりないのである。そのころは札幌に来た当時とは、ちょっぴり違って家財も増えていたが、コタツ板のないコタツ、小さなストーブ一台、本箱代わりのリンゴ箱に、布団、これが私の全財産だった。下着等の着るものは、良くて三〜四日、悪ければ一週間以上も着たきりだった。

下宿には予備校生の使える洗濯機は置かない方針のようであり、暇を見付けては冷たい水で洗濯板に石鹸をつけてごしごしとやる程度であった。

雪の降る頃ともなると、洗濯するのも嫌、乾かすのも大変と、ほとんど洗濯はしていなかった。この有様を見た心の優しいH君は親切にも私の下着、ズボン等、ほとんどありったけの衣類を彼の下宿まで運んで洗濯してくれた。

二〜三日して彼の下宿を訪ねると「肥田君の下着はあまりに汚いので、水洗いを一回、その上に洗濯を二回しておいたが、どうもまだ汚れているようだよ」との言葉が返ってきた。実際のところ、彼の下宿は私から見れば、まるで天国のように快適そうであった。

第一に、下宿の作りがまるで違うのである。私の下宿ときたら、壁は厚紙のような板きれを打ちつけただけだし、押し入れときたら、壁に木枠をはめ込んだだけだったし、窓ときたら、雪がどんどん隙間から入り込んできて、新聞やテープを貼ったりして往生したのだった。彼の下宿は、普通の人間が住む、まだ新築まもない小ぎれいな建物であった。

彼の部屋には、小さなサイドボードがあって、その中に紅茶・コーヒーはもとより、調理用のスパイスが何種類もあった。

男の部屋にもあのような物があるんだなあ……。私はこのスパイスに、私と彼との生活の本質的な差を悟った。机も違うが…それにも増して折りたたみ式の、モダンで洒落た机の持ち主である。

私はそのころ、下宿の玄関先に何年か前の浪人生が棄てていった机を見つけた。

表面は数年来の風雨にさらされてベニヤ板が曲がっていたが、段ボールを上に敷いて、その上にビニールを貼り付けて立派な自家製の机としていた。

私はその机のおかげで比較的勉強のペースが上がって来ているように思えた。

彼の友人の部屋ときたら、ぶ厚いカーテンに包まれ、外国製のステレオでなんとジャズを流しているのである。ジャズの題名も、演奏者も彼らには common sense であった。

彼の下宿を去る時、私の心は複雑であった。ジャズを聴いていた彼は、成績がとても優秀で北大医学部はまちがいないと言われているらしい。

冬を間近にひかえ雪もうっすらと積もった大地の中で、俺はいつからこんな荒々しい道を歩くようになったのかと悔いていた。自然は私に対して冷酷であった。

相変わらず下宿で猛勉強していたものの、孤独な生活に疲れたり、一人前にスランプに陥るようになったりした。また、数少ないながらも友達もでき、時々彼らと予備校近くの喫茶店でコーヒーを飲んだりアルコールを口にする機会もあった。というよりもむしろ、自分からそのような場所を求めて行った。

予備校の近くのパルナスというスナックによく出入りした。

北四条通りに面した入り口から長い薄暗い小路を抜けて行くと、陽の光が当たらず、そのためか壁が埃でざらざらしているような、目立たないスナック兼喫茶店である。

お客のほとんどは予備校生だったが、決して全部が全部、できの悪い浪人ではなかった。

羽幌出身のS君を知ったのもここである。

この店だが、五十~六十歳に手が届くような母親と三十前後のお姉さんの母娘二人でやっていた。なんでもお姉さんは絵画に心得があるそうで、道展か何かそういう展覧会で入選したことがあるのが自慢

うだった。であった。貧しい予備校生がいくら来たところで、店の収入はそう多くはないようで、生活は大変なよ

予備校生で精神的にまともな者はいないはずだ。

私に至っては、長い恵まれない浪人生活が続き、自分のもっとも軽蔑する人間が自分であること、そしてガニマタでO脚でおまけに言語障害であることやらを進んで暴露し、その反応を見ていた。皆の同情を一生懸命引こうと試みたが、そんな行為は私にとって何の役にも立たなかった。私はますます惨めになって下宿へ引き返すだけであった。

とにかく私に課せられた事は、医学部に入ることだった。

札幌には多くの思い出がある。そのころは、作家　三浦綾子が有名だった。

〈三浦綾子〉日本の女性作家、小説家、エッセイスト、北海道旭川出身。結核の闘病中に洗礼を受けた後、創作に専念する。代表作「氷点」「塩狩峠」）

三浦綾子の本を読んで、作中に出てきた寿司屋を訪ねた。札幌駅のそばのビルの二階にあった。小説の中に中トロというものが出て来たからだ。

「中トロ一つください」、「いくらですか」、「八十円です」、その当時の八十円とは、私にとって一週間に一回だけの小遣いの様なものだった。

またその向こうに北海道拓殖銀行のものすごく立派な玄関があって、国会議事堂の玄関よりも立派で堂々としているように思えた。

予備校に行ってからは色々な事を学んだ。

生物の先生の遺伝子、ＤＮＡ、ＲＮＡの話。学問とはこういうものなのかと、紙切れの上の学問がまた、一際興味深いものに思われた。

予備校で北海道大学医学部を志望している連中は、さすがに違っていた。

何よりびっくりしたのは、皆ライバルであるにも関わらず非常に仲がいいことである。よく競い合うのである。私にとっては、沼津東高校三年間が予備校生で、桑園予備校のときが本当の高校生のような気がしていた。

その中の一人Ｏ君は予備校期間中に「百冊」の本を読むんだという目標を立て、はりきって「日本の歴史」など数冊をいつも手にしていた。

彼らは様々なことを私に教えてくれた。

たとえば、炭鉱のある街で有名だった羽幌《はぼろ》出身であるＳ君は、北海道大学医学部を目指していたが、市内を走る電車の中で、僕に国語の論説問題の解き方について教えてくれた。思い出してみると次のようなことだった。

①　文章は、必ず三つ、ないし四つに分けられる。

序論、本論、結論あるいは、起・承・転・結かである。

文章の要旨は、文の最初か最後にあることが多い。

文の中でもっとも頻繁に出て来る語に注意する。

「何を指すか」との問いの答えは、必ず前後にある。

等々である。考えてみれば、なるほど解答は文中の言葉に決まっている。私としたら、その文章をもとに哲学的？に思考して、飛躍した新しい自分の言語によって答えを出そうとしていたのだが、まったく無意味なことに気がついた。大体、試験官が（採点する人が）、いちいち「この受験生は、こう考えているのか」と、考えている時間さえないであろう。この方法さえわかれば現代国語など、もっとも簡単な科目である。多くの教師は簡単なことを、おまんまの食い上げになるので教えないのか、気が付かないかのどちらかである。英語もそうだと言う。

このようにして色々自分に合った方法論を見付けていった。

② 参考書は、なるべく厚くないもので、みんなが使っているもの。

参考書は十回を目標に読もう。

一回目は、どこに何が書いてあるのか、一日か二日でザッと目を通す。

二回目は、分かるところだけやる。当然分からないところは☆（マーク）する。

三回目は☆（マーク）したところを重点的にやる。どうしても分からなければ、空欄にして「分からない」とでも書いておく。

四回目は「どうしても、解らない」ところを中心にやる。それでもダメなら「コンチキショー解らない！」とでも書いておく。この方法で十回やる。

どうしても忘れることがあったら、いつも目につくところに書いておくのである。辞書の表紙に書いたり、トイレに貼りつけたり。この方法でゆくと、自分の弱点、忘れるページが一目で分かる。何百ページある本でも、試験の前の空き時間の数十分で、一番汚れているページに目を通せばいいのである。

③ 理科系、社会系はいつも目を通している教科書や参考書の中から九〇％以上出題されるので、これだけはスミズミまでとにかく全部暗記する。五〜一〇％ぐらいはそれ以外の出題もあるが、これはあきらめる。五〜一〇％知識を増やすためには、何倍もの果てしない知識を必要とするし、却って肝心の九〇％の知識があやふやになる。化学の反応式は係数も総て暗記しておく、余裕をもって臨めるように。見たこともない帰化動物、植物等の名前はゴロあわせして覚えておく、頭のすみに入れておく。

$$2KMnO_4 + 5H_2O_2 + 3H_2SO_4 \longrightarrow 2MnSO_4 + K_2SO_4 + 5O_2 + 8H_2O$$

④ 数学に付いての方法論を考えてみた。いままで問題を見るとこれと似たような問いが参考書のどのページにあったのか、必死で記憶の糸をたぐり寄せて想い出そうとしていた。あわよくば答えもだ。「考える、思考する」のではなく必ず「思い出す」作業を知らず知らずのうちにやっていたのだ。だから「途中でどんな計算式を必要とし、こんな解答が出てくるはず」という過程が総て欠落していることになる。私としてはよく「掛けたものを割って又掛けて—」と堂々めぐりをよくやっていた。

アメリカにヨットで行くのに、まず黒潮にのってハワイ沖に目標をおき、それからサンフランシスコをめざすのだが、私の数学的思考方法ときたら「まず出発、いつまでたってもサンフランシスコに着かない。熱海の沖合を何十日もぐるぐるまわっているだけ」のようなものである。

最近は、伊東市内のドクターで東大、京大を出て医者になったような、頭の切れるドクターも大勢いる。その先生方に数学の勉強方法はどうすればいいのかと恥をしのんで聞いてみた。彼らは「解答よりも過程を大切にする」とか、「物語の続きのように答えが出て来る」とか、あるいは「高一から高三までの数学を夏休みに全部やってしまったら理解できた」と言うのである。いずれも私にとっては、とても無理な勉強方法である（資格を取るためには一番易しい学校でいいのだ。弘前大学はそれなりに難関だったが）。

最近になって、本屋の棚にある数学の月刊誌をよく手にとってみる。現在であれば、もっと要領よく答えを出すことが出来るだろうと、もう一度挑戦してみたいような気にかられることもある。

⑤ 英単語を憶えるにしても「豆単」のようなものは

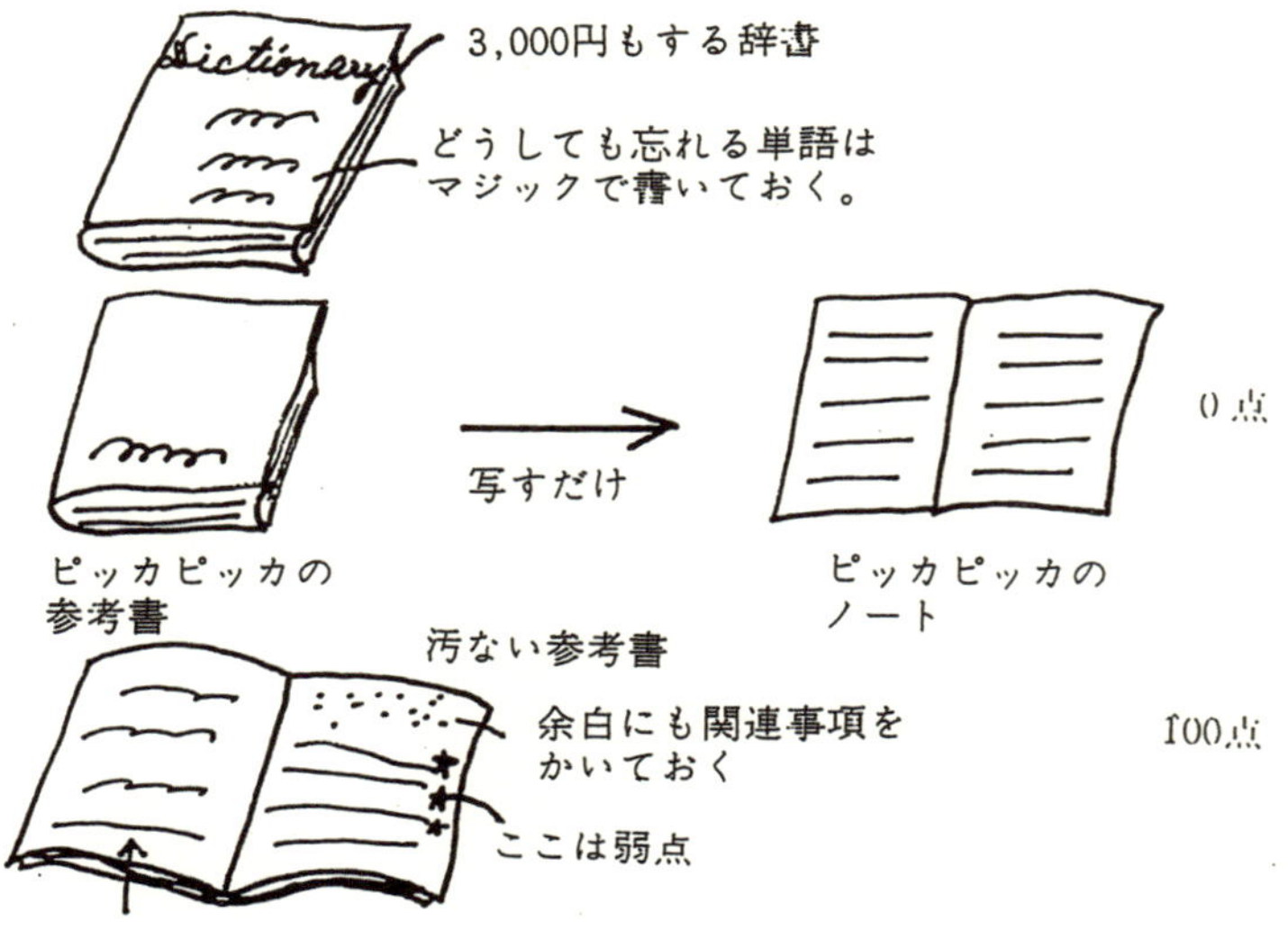

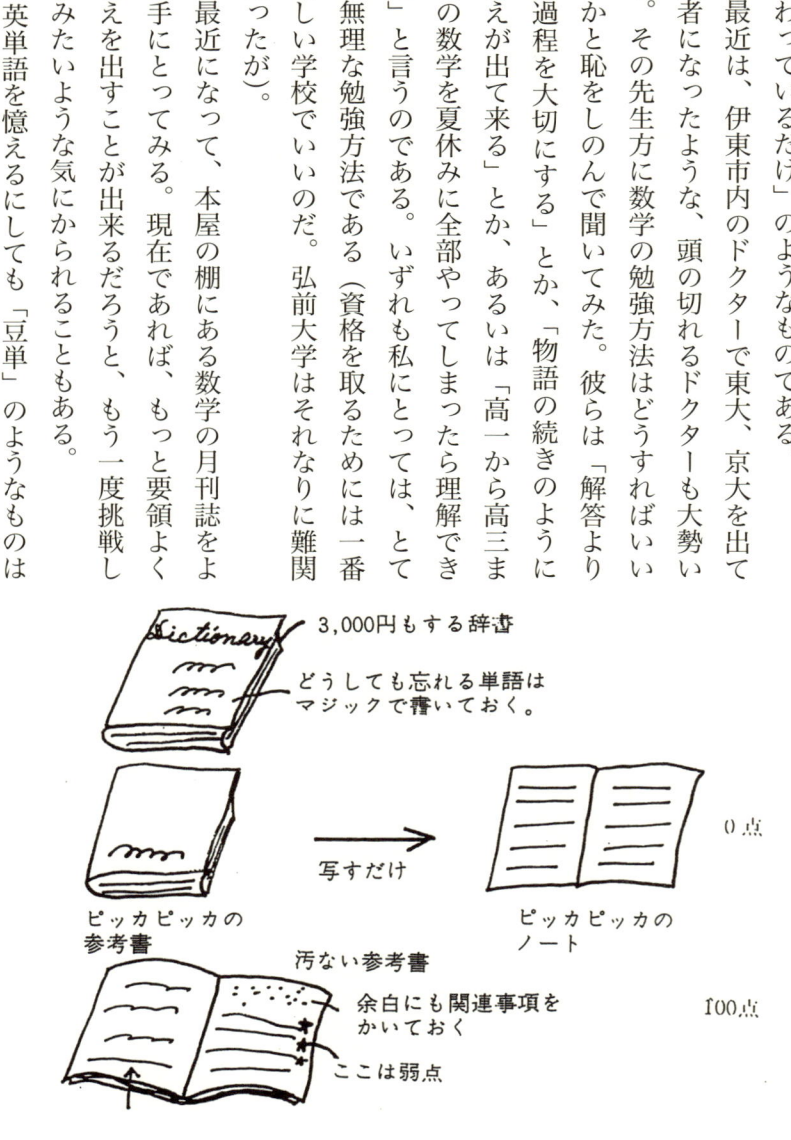

ダメである。「試験によく出る英単語」のように語の発生から考えたものでないとただの暗記で、すぐに忘れることになる。mal は悪いことだから mal formation 格好悪いこと。malice 悪意となる。それになんとか完了進行形とか、必死に憶えようとトイレに大きく丁寧に書いている受験生がいるが、そんな難しい文法などを出題する大学が悪いと思ってやめることだ。

とにかく高校時代のように、ノートにきれいに写して勉強した気になるような方法は絶対ダメだ。かえって頭が悪くなる。

⑥ とにかく何が大切で、何が不要かを見極める練習が大切である。人生と同じである。どうでもいい日と全力でことに当たらねばならない日があるのだ。一ページ、一ページでも重さの違う事を知るべきである。

⑦ 自分の頭の性能を知ること。暗記は何カ月覚えていられるか。私の場合は一ヵ月が限度であった。一度暗記したら一ヵ月後にチェック。そのくり返しである。

⑧ 志望校の過去問題を知る（これが一番か）。それから、くだらないことはくだらなく頭の隅にひっかけておく。くだらないと言えば、受験そのものが今から思うと「くだらないことの、最たるもの」である。

長い浪人生活を過ごして来た者ほど、大学に入るとボケッとしてしまうし、現役でスレスレか、まぐれで大学に入ったような男が入学してからコツコツと学問をして大成するのは明白な事実なのである。医師になろうとするには、高校卒業程度のごく普通な頭脳と、温かい、まじめな、人の気持ちを理解できる謙虚な心さえあれば十分である。ほとんど九九%は、この程度でOKである。ノーベル賞、なんとか賞を取るような人は例外だろうが。

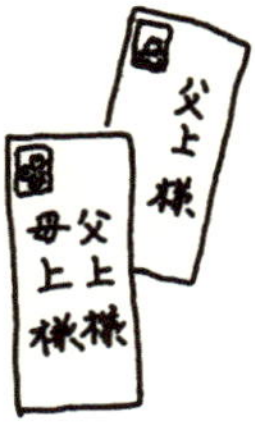

―父への手紙―

窓の外へふっと目をやった。ポプラの葉っぱが、風によってどんどん散ってゆくのを知った。冬の訪れは近いのだ。……あと少しだ。

模試は正確には二五二三人中一五三番です。まだ二、三の科目に目を通していなかったので、それに勉強を始めて丁度一ヵ月目でして、これではまだまだ伸びそうで自分では三十番を目標にしています。

自分がいままで、出来ないためにどんなにか多くの嫌な目に遭ってきたかを思い出し、看板屋になれ、指圧師もいいよと上野の職安に行ったあの日のことを思い出す。二度とあのような想いをしないために、まさに「この一戦にあり」と……。

父の分も母の分も、いまからやりとげるから期待していて下さい。

このごろ夜になると、夕飯を食べ終わるとふっと、溜息をついて「孤独の夜」が始まるのだなあと思う。あと少しのことだ。最大なる安穏に至る前の一大激動期でしょう。

家に帰りたい！　家に帰りたい！　このあと少しの時に、青春を完全燃焼させるのだ。

みなさん元気で。

大二郎

私は帰りを急ぎ郵便局に行き、その場で一枚の速達を出した。

きょう九月十三日のテストの結果が分かりました。八六一人中九五番です！
もう早々に目標突破です！　もうこうなったら十番以内をねらうことにしますか。
親父頑張ります。

大二郎

私は、とにかく札幌からよく手紙を出した。気弱くなっている父と自身を励ますためであり、又、私にとっての唯一の投資家である父を納得させるためでもあった。

前略　札幌ではこのところ急に寒くなったり急に暖かくなったりの陽気で、これから来るであろう厳冬に、多くの不安を残す今日この頃です。
毎日毎日、予備校へは好きな授業だけ出て、あとは下宿に戻り猛勉しています。
こう毎日毎日一人っきりでいると何か、他人、家の人達と連帯感をもてなくて何か本当に一人ぼっちなようにも思われます。

下宿の連中とも、ほとんど一言も言葉を交わしませんし、多分変わりものと思われているのか知れませんね。何か家から連絡でもないと本当に二十日頃には下宿代が送られてくるのだろうか、なんてすごく心配です。

時には手紙でも、ちょっと書いて下さい。おねがい致します。多くの昔の事が思われます。多くの人達の声が聞こえます。私を苦しめます。

いままでの〝もの〟からの脱皮…誇れるものは何だろう…いままでずっと誇りを求めてきました。自分が…自分が一番嫌いなものが自分という存在であったら……。聖書を読んでいましたら「神を」神のうちにいることを誇るがよいとありましたが……。鶴首《かくしゅ》しています。

大二郎

父上さま、母上さま

くる日もくる日も、コタツ板のないコタツの上で、何んでもかんでも頭につめ込んだ。

下宿の他の連中が大騒ぎしているものなら、「お前ら、うるさい。静かにしろよ」と、怒鳴り込んでいった。それだけ気は十二分に充実していたし、たとえ運悪く彼らと喧嘩になっても「穴を掘っていた時の気合い」でやれば二〜三人は簡単にやっつけられるであろうと自負していた。

成績が上がって常に百番以内というのは、高校時代いくらやっても達成できなかった男にとっては、なにか不自然かつ不合理なことであった。あんな成績をとる奴らは、果たしてクソをするんだろうか、俺のように退屈まぎれに時々パチンコをしたりするだろうかと思い込んでいたのだが、私としてはとても納得がゆかなかった。

最大の難関、数学がどうしても思うようにゆかないのである。平均点以上はとれるが、医学部志望としてはとうてい足りない。

大体数学は解答できたという快感があるが、社会、理科は、ああ、そのことはあの参考書の何ページの何行ぐらいのところにあった、それだけである。

一度だけ理科、社会は合計すると予備校で一番だったことがある。私の猛勉がやっと実り始めたのである。高校時代はまるで化かされてしまって、選択するのを放棄してしまった化学などは私のもっとも得意とするものになったし、他のものについては、ひたすら努力することで結果を出しつつあった。

私はもちろん記憶力も乏しい人間だ。友達の中には電話番号なら一回言われると少なくとも一日は頭の中に入っているという超能力の者もいる。私など一分前に廻した番号も絶対といっていいほど思い出すことはできない。

私にとって唯一の欲求のはけ口は銭湯に通うことだった。昼間でも夜遅くても、イライラ、ムシャクシャしてくるとよく風呂に出掛けていった。私の傷ついた、哀れな、もの悲しい気持ちを、癒すためだ。なんで伊豆生まれの俺がこんなところに来てしまったのだ。春になったら果たして念願が叶うのだろうか。俺は何をするために生まれてきたんだろう。銭湯の湯船の中で、大声で東海林太郎の「故郷はなれてはるばる千里〜」をよく唄った

――祖母に出した葉書――
　　はなくその唄
　暮れゆく札幌の夜

もう冬がくる、細雪がうっすらと街の樹林に白さとなって付着している。
銭湯に行こうと、白い凍りつきそうな道を歩いていくと、シルバーグレイの見たこともない、ばかでかい車があった。もちろんハンドルが左についていた、ボンネットの横には「ニューヨーカー」と、横文字が入っている。きっとアメリカ製の花のニューヨークなどを走りまわっていた車だろう。ぼくは、小さな洗面器に、小さく薄くなってしまったセッケン一つと、寒さのあまり変な形に凍りついてしまった手ぬぐいを入れ、何日も何ヵ月も着たきりの「チャンチャンコ」を着ていた。今の私はこの「ニューヨーカー」のヘッドライト一つよりも価値がないことは確かだ。

私はこの「ニューヨーカー」が憎らしくなった。大きなハンマーをもって、ぶっ潰したかった。小心者の私は、おもむろに、鼻の穴に指をつっ込み、ありったけの鼻くそを取り出して「ニューヨーカー」のドアに塗りたくった。

私の鼻くそは、ドアに大いばりで乗っていた。

―父への手紙―

夜にもなると、だんだんあの吹雪らしきものが押しよせて来ては厳冬の近きを知る今日この頃です。

先月は大層心配をかけて申し訳ありませんでした。みんなが真冬には零下二十℃にもなって絶対ストーブが必要だというので、送ってくれるという五千円で買うことにします。来春どうなるかわからず、余り購入したくないのですが……。お金のほうは現状で大丈夫です。少しでも余分がありますと、ちょっと遊びに行きたくなっちゃうので、ないぐらいが丁度よいです。

金が少なくてもかえって精神的には、ゆとりのある事もありますので大丈夫です。頑張ります。

―父への手紙―

みかんが届きました。もうその日のうちに食べ終わってしまう有様です。皆ともあまり交っていないけれど、一人で隠れて食べるのも恥ずかしい気がして、又このごろ、皆にあげるのが好きになったものですから、自分のところに残ったのは、わずか二十ケ余り。でもその分、よく味わって食べ、皆の口にも上がったので、みかんもさぞかし本望だろうと思いますよ。

今日、五〇〇〇円が届き、ストーブを金四九八〇円なりで買いました。これで冬も心配ないという訳です。

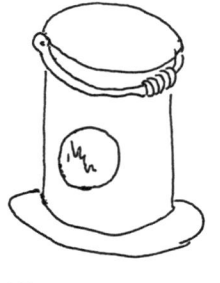

金も大丈夫、もちそうですからまるく収まったんですね。　大二郎

そのころ予備校から下宿に向かう途中にある教会に、よく出入りしていた。その目的とするところは「私の貧しい精神を救いたまえ」ということだが、実のところは性の悩みに関してであった。

「聖書にもっともよく出ている言葉は神の愛と原罪である。

人間は罪を背負っていると神は説くが、人間はもともと、そのようなものとして生まれてきたのだから、それは罪なんかじゃない。人間そのものだ」。

と言い張って牧師さんを悩ますのである。この性欲をなんとかしようとして牧師さんに意地悪く相談するのだ。牧師さんと話している最中、相手は妻帯者で肉欲の対象をもつ者、その牧師はおまけに、ちょっと小肥りなのでギンギラギンの夜の生活などを想像してしまうものだから、もうどうしようもない。なんとか牧師さんをコテンパンにやっつけたいと思う気持ちが九〇パーセント以上なのである。今から考えると気の毒なのは牧師さんであった。

性について一番影響を受けたのは倉田百三の『出家とその弟子』と『愛と認識との出発』であったが、彼の「夫婦が朝晩している

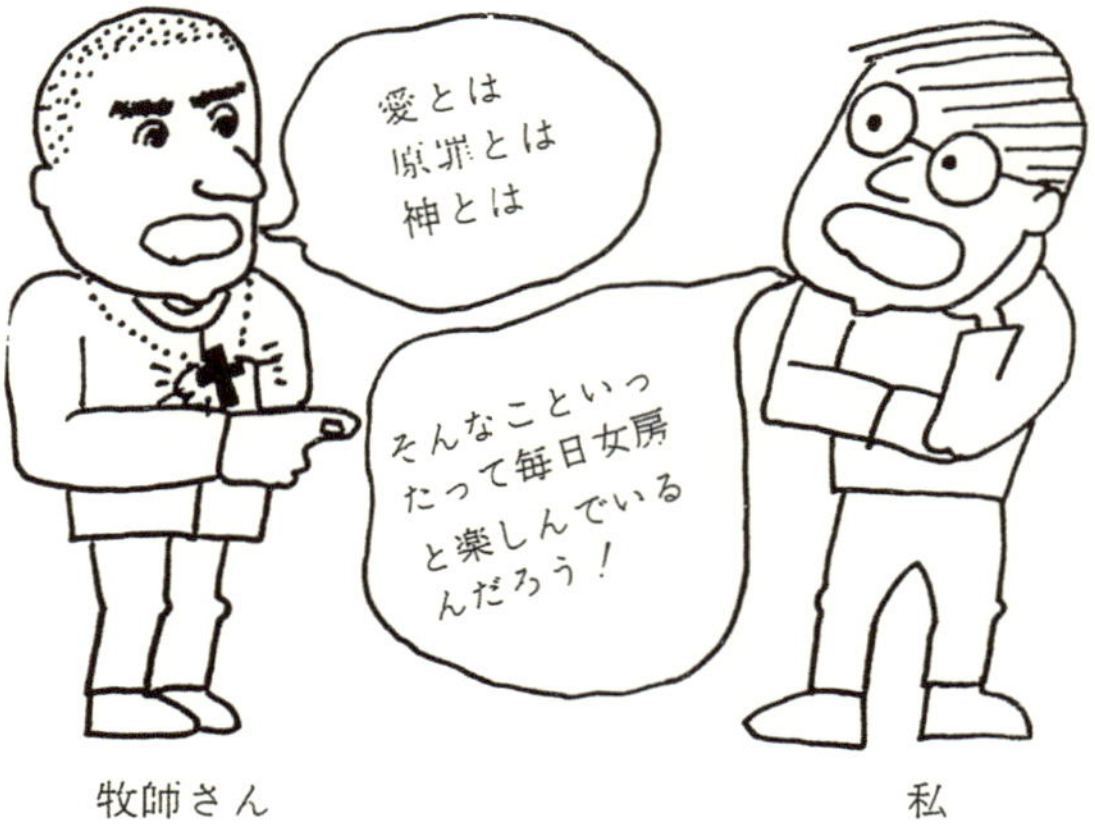
愛とは
原罪とは
神とは
そんなこといったって毎日女房と楽しんでいるんだろう！
牧師さん
私

SEXには、肉欲しかない。それは愛する心ではない」なんてあれば、そんな言葉に心を動かされてきたのである。今から考えると、この本を発行停止にしてもらいたいほどだ。青少年を惑わすだけだ。

（このような古典的名著は、現代の若者は読んでいないだろうが。）

性の問題は、健康な男なら誰だって通る道だ。こと青春時代に強いのは、その体力が絶頂期なのに、責任を負う力や経済力がないために、女性の性に自分の力が届かないからである。成人して、その性に届くようになると悩みは恐らく消えてゆくはずだ。それまでに自分を性的にも魅力ある男にしておかなければならない。

私の友人で、五浪して大学に入り、医師国家試験も何回となく失敗した男がいる。その男は、大学時代「おれは結婚するまで童貞を守るのだ」と頑張った。性的欲求に負けてついに「俺はこのままでは、婦女暴行しそうだ。警察につかまるばかりだ」と、吉原のソープランドに飛び込んだ。彼はそれにて改心し、飯もへらして、ソープランドに行くという…人間万歳…なのかも知れぬ。

若い時の性的衝動を自分でコントロールできなくなったという事で、自分の理想や目標を変えてほしくない。皆、そうして大きくなってきたのだから。

私も、ずっとプラトニック・ラブにあこがれて、「精神こそ総て」と考え込んでいた時もあったし、いい女を見れば強姦しそうで、精液が体中からほとばしるような男になりたいとあこがれた時もあった。

中学生・高校生で学内暴力等の非行に走るケースも多いと聞いているが、これも性的欲求不満への一つの表現方法かも知れない（私の習性として、総ての行動や思考を性的欲求とからめて判断する傾向にある)。

現代社会においては、性的欲求への適応の良否そのものが、ふるいわけの役割を演じているように思えて仕方ないのだ。

結局予備校最後のテストは二十九番まで上がった。このままずんなりと受験勉強を進めていたら、きっと憧れの北大に入学出来たろう。しかし、またしても〝若さ〟を露呈してしまうのである。

受験勉強だけで、この大切な青春を終わるなんて馬鹿馬鹿しいことだと考えはじめたのである。当然の事ながら好きな女性達ができたのである。

相手は、予備校に通っている女性にしては不思議なほど、清純なおとなしい女性二人組である。予備校の窓口とか食堂とかで順番がくるために並んでいると、後からどっと来た人達に追い出され、いつの間にかまた最後尾に並んでいる可愛いい二人組であった。幸いにして彼女たちの下宿は私の下宿のすぐ近くであった。

不幸にして私の欠点は格好の悪いO脚であったから、いままで何人で歩くときでも、何十人で歩くときでも、必ずなにかと理由をつけて最後尾に位置し、その上になお後ろをキョロキョロと見回して、誰も来ないことを確かめて歩くことを常とした。

しかし、このころ、私はこの欠点に対して残酷な方法を試みた。初対面でもなんでも、相手に「自分はこれこれ、こういう訳で皆から相手にされない人間である」ということを強調した。そして、相手が私にどのような反応・態度に出るかを観察するのを常とした。この可愛いい二人組に対しても、そのような方法を用いた。彼女らの前を、無格好な姿で歩くのである。私は心の中で涙していた。「平凡」がいいと母が私に説くんだけど、みんなと同じように俺はいかないんだと。

さて話はもとに戻るが、私はその可愛いい女性達の前で、とても意識的に例の教会に入っていった。「私はごらんの通り、とても醜い男であるが、教会に通ったりする、心のやさしい、とてもいい男です」と、下手な役者を演じていたのである。

そんなこんなで、どうにか「話のできる間柄」になったのである。

私はせっせと小遣いを貯めて彼女達をよく三越デパートの大食堂に連れ出し、ぜいたくな食事を共にするチャンスをつかんだのである（そのころは、父よりの仕送りも二万円から少し増えていた。父の弟が「二万円ではいくらなんでも少なすぎる」と言ってくれたというような話を聞いている）。贅沢な食事とはいっても、私の頭では、五目ソバ、寿司のにぎり、トンカツが最高のごちそうであったから、私は常にそんなものをどっさりと注文したに過ぎない。

私ときたら、腹はもう一杯だからと、トマトジュースが大好物だよ！　それにショートピースさえあればなんて、つっぱった予備校生であった。

そのうち彼女達の一人と幸運にも夜のススキノに出かけるチャンスさえつかんだのである。その頃の私ときたらデート用の衣服は何もなかった。体がなにかによって隠れてさえいればいい、金○さえ見えなけりゃいいと言った具合であった。隣の部屋のおしゃれな友人に、ワイシャツからネクタイに至るまで一揃い借り、おまけにネクタイを結んでもらって出掛けたのである。私は有頂天であった。

正月になりかけていた。とても無口な毎日であり、浪人生活も、もうあきあきしていたため故郷へ帰りたくなっていた。

実家からは、まるっきり電話も手紙もなかった。何回も人恋しさに便りをした、おねがいだから返事を下さいと。なしのつぶてであった。「正月に家に帰る」と電話したが、親父からは「男が志して札幌へ渡ったのだから、志をとげるまで帰ってくるな」という冷酷な返事が返ってきた。

下宿では、メシも正月三日まで出ないということだし、どうしよう。下宿の連中は皆、家へ帰るということなのに、と考えた。そのとき、愛する祖母より金一万円送られてきた。「女からもてる男になれ」と説教をくらった祖母である。金さえあれば、なんとでもなるわいと思って私は旅に出ることを思いたった。

下宿がオープンになるまでの三日間を旅に出ようというのである。私は、その見送りに、例のたった一人の友人、H君に札幌駅に来るように頼んだ。

私達は札幌駅の食堂で、しこたまビールを飲み、列車の中に入って発車のベルを待っていた。そして人のいい彼に「どうせ、お前だっていまさら実家に帰るわけにもいかないだろう」と、私と一緒に同行することを求めたのである。

ポケットの中に一万円入っただけであったが。私達の乗った列車は北へ北へと、吹雪の中を進んでいた。列車の中は、正月に故郷へ帰る人達で一杯である。私とH君は、その場ではみじめな浪人であることをすっかり忘れ、酒をのみ、唄い、隣の女学生達をからかってはすっかり帰郷する人達の中に入り込んでいた。行き先は、漠然と稚内のちょっと上にある二つの島と決めていた。

たった一万円札一枚で見も知らぬ土地を目指してゆき、誰かの正月に割り込もうと考えていたのである。無鉄砲もいいところであった。

つまるところ、私達は利尻だか礼文だかの島へ着きユースホステルへ泊まろうとしたのだが、正月休みでそのユースの経営者である神社の神主さん宅へ首尾よくもぐり込んだ。その神主さんも、年のころ三十にはまだ間のある、東京の大学を卒業したばかりということで、ちゃっかりと話を合わせ、麻雀などにも加わり、そのあげくにその晩から神社には参詣の人達が来るので、神社までの坂道の雪かき、神社の内の掃除等を手伝うはめになった。

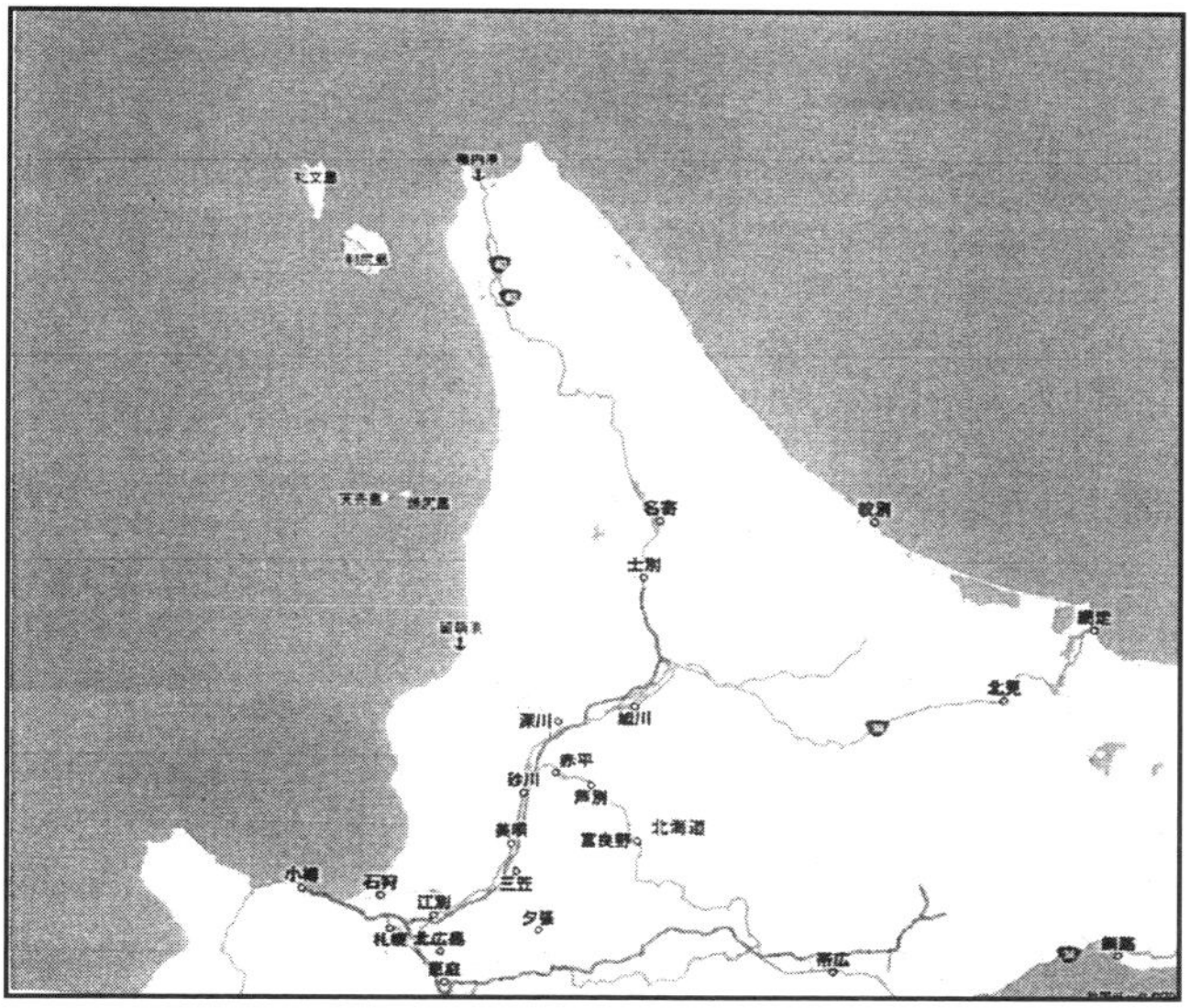

そして、そのH君と二人で神社のお賽銭箱の右、左にちょこんと座り込んで、参拝にくる地元の人達に『あけましておめでとう、ございます』と言って酒をつぐ巫子さんのような役も演じていた。可笑しな神主と予備校生であった。そして、地元の銀行員だの食堂の親父だのと激論し酒をたらふく飲み、そのうち意識不明になってしまったのである。H君ときたら、私の看病をしに北の最はての島まで来たようなものだったから、それ以後、私は彼にさっぱり信用がなくなってしまった。

北の島は、飯がまずく、人の心もなぜかさびしそうな気がした。それは自然の厳しい島だったからだろう。

私たちは、遠路はるばる北の島へ二日酔いになるために来たようなものだった。風景も名所もなにも見ないで島を後にした。

稚内までの船の中、それから帰りの列車の中と二日酔いで苦しめられ、このいいかげんな予備校生に、自分ながらとことん愛想がつきた。途中北海道の中心である富良野に寄った。私たちの熱中している高倉健のヤクザ映画をみるためである。健さんがスクリーンに姿をみせる度に「よおー健さん、待ってましたー」と大声を出しては、地元の人ににらまれた。「田舎の人は、健さんの映画の観方を知らないよな、まったく」

やっと戻った札幌駅では、ロケ中の（清純派女優）酒井和歌子を見た。何か北海道を舞台とした連続放送物の撮影であるという。

夢を見ていた。現在の自分とはきっぱりと縁を切ってセクシーな男となり、あのような素敵な女性にバラの花束をもって求婚している自分を。果てしない夢である。とても叶わぬ夢である。

いよいよ待ちに待った北大入試である。前日例の可愛いい二人組と試験場の下見に出かけたものの、その途中で喧嘩をして相手の女の子を殴ってしまった。夜のススキノでデートした女の子である。本来はとても女性に手を上げたりするような男ではないが、きっと男の男たる所以は厳しいことにある。〝女とうまく付き合ってゆくのには、相手をなぐっても……〟なんて本を読んだに相違ないのであろうが、結果としてこのことは致命的であった。

相手の女の子は今頃どうしているだろう。問題は解けているだろうか。昨日のことの後遺症はないだろうか。試験の間中、このことに頭の中が占領されていた。国語、英語などはそんなに影響はないものの、数学は散々である。青春の総てといってもいい数学は、ほとんど白紙であった。忘れよう、忘れるのだと何回もトイレにかけ込んで気分転換をはかっても白紙である。数学の時間が終るや否やトイレにかけ込み、一人で自分のくだらなさ、最低さかげんに涙していた。なんて甘い男だろう。汗水たらしてこの日を待っていたのに。

俺は大ばかものだ。

試験が総て終った次の日、私は北大の構内を一人歩いていた。静かな寂しいほどの昨日とはうってかわった風景であった。やってしまったことが重大すぎて、むしろサバサバしてもいたし、いつまでたっても報われない自分の運命に嫌気がさしていた。

そのうち、私は理学部だか工学部だかの大きな校舎の中に忍び込み、誰もやってこないような廊下の一隅を見つけ「北大のバーカ、大二郎のバーカ、今年がダメでも又来るゾ」と、万年筆で落書きをしていた。

試験明け、札幌にはいる理由も場所もなかった。これから各学部の合格発表が次から次へと始まろうとする時、私はそ

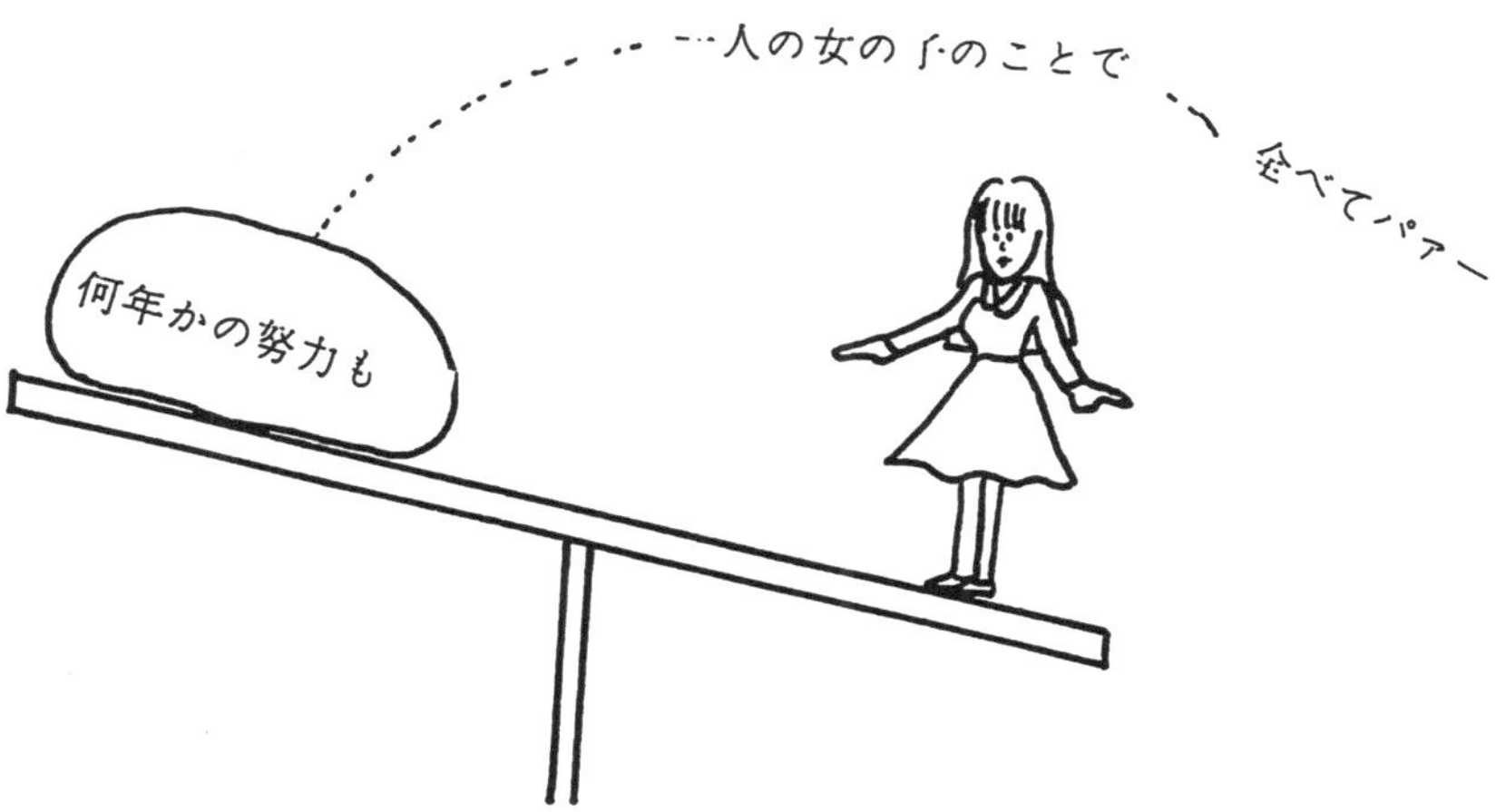
何年かの努力も
…一人の女の子のことで
全べてパァー

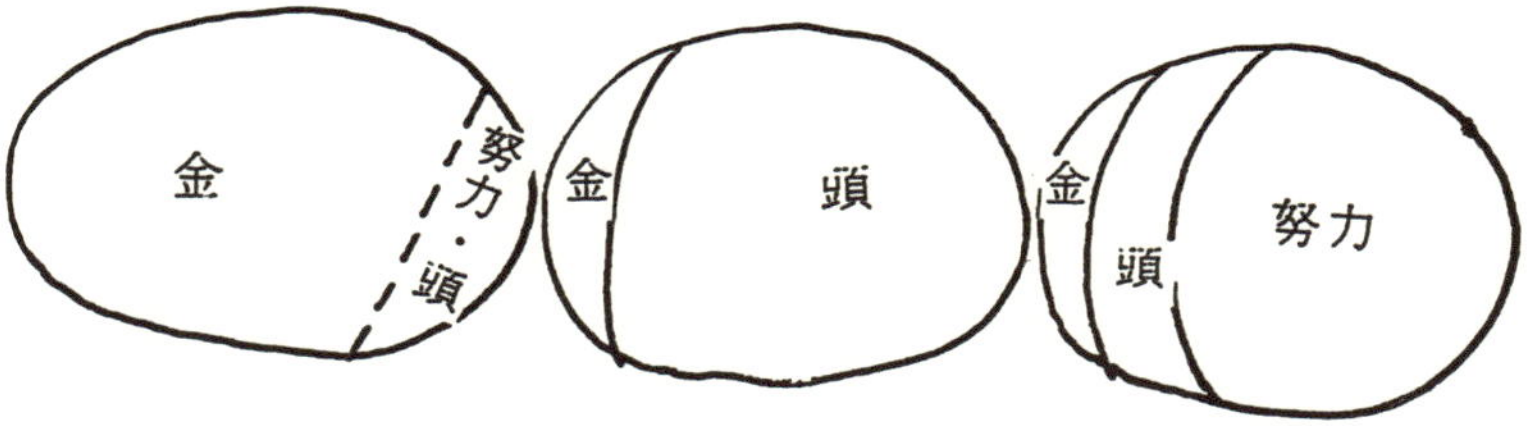

の喜びをわかちあえないと分かっていたため、一刻も早く、札幌を立ち去りたかった。

私としては一応、岩手医大を受験するつもりでいた。まあ、あちこち受験して合格ぐせを作っておいた方がいいと考えていたのだが。

心にとめていた、私が密かに愛情さえ感じ始めていたあの女性も、私の前から、いつのまにかそっといなくなっていた。私は盛岡、弘前と受験の旅に出ることを決めていたのだが、これからの予定はまるで分からないので、自分の持ち物は一たんS君の下宿に預かってもらった。もしもの時には全部捨ててくれるように頼んでおいた。

私の大きな、高邁な理想と私自身のつまらなさ、ばかばかしさは明らかに何ひとつとして噛み合わなくなっていた。

その夜、羽幌出身のS君に下宿の友達二〜三名を加え、〝お別れ会〟をやった。下宿の隣の住人で私よりも一才年上のKさんは、岡山の方の理科大を中退して、医学部を目指していたが、私とは正反対で数学は抜群であったが、その他はふるわず、私の目からは私立の医学部が御の字であった。彼の東京の私立医大の合格発表は二週間も前に行われていたのだが〝八百万円〟払えば合格ということであったという。結局彼は八百万円払えずに不合格となった。誰の目から見ても、彼はサラリーマンになるような要領のよさ、器用さも持ちあわせておらず、堅物医師になるぐらいしか考えられない性格であった。

世の中金だ。金。

彼は金がないために医師になれない一人であった。私は何かしら世の中というものが分かりかけていた。彼は残念ながら人生の敗北者である、と。

金がないなら、私立の医大など受験せずにもっと努力して国立をねらえば良かったのである。

青春だ！　青春だ！　と人は青春の中に、あらゆる夢と可能性があるような勘違いをする。

石坂洋次郎の「若い人」を熟読し「青い山脈」を口ずさみ、さらにロシア民謡を友と合唱しさえすれば、それらはまさに青春であるかのごとき錯覚をする。

私が沼津東高の学生だった時、秋の校内ボートレースに出場するために、狩野川に艇を浮かべてオールを必死でこいでいたことがあった。ナックルーフォアの一員である。私にもボートレースに出場することぐらいは出来る。

夕方であった。狩野川を横切る御成橋のまん中で、夕陽をあびて一組の夫婦が私達のボートの練習をみていた。散歩の途中でも偶然目に入ったのだろう。

五十メートルも百メートルも離れているのに、なぜか夫婦の顔がはっきりと見えた。六十歳は過ぎているようだ。なにか人生を夫婦二人で戦って、今孫に囲まれた生活をしているような、百メートル離れていてもほのぼのとした雰囲気を感じさせる夫婦であった。

青春は俺には残酷すぎる。早く年老いて、あの夫婦のような感じの老年を迎えたいと望んでいた。そのためには、早いとこ何としてでも、身をきりきざんでも、賢くこの時代を通り過ぎなくてはいけないと感じていたのである（橋の上の老夫婦は彼らの青春を想い出して、私達にあこがれていたのかも知れない）。

〝お別れ会〟で私は友のもってきたグランド・ニッカの瓶に入れたハイハイ・ニッカ（安いウイスキー）を、一人で半分以上も空けて泥酔の状態であった。後はただ札幌発函館行きの特急に乗るだけだった。

H君らの話によると、まず電車に乗ったら隣の席に粋な姉さんがいたので彼女にチューをしようとした。あげくの果てに、発車時ドアに顔がはさまれて特急が五分ほど止まってしまった。おれたちは恥ずかしくて見てはいられなかったよ…と友だちに言われた。どうしようもない浪人だった。

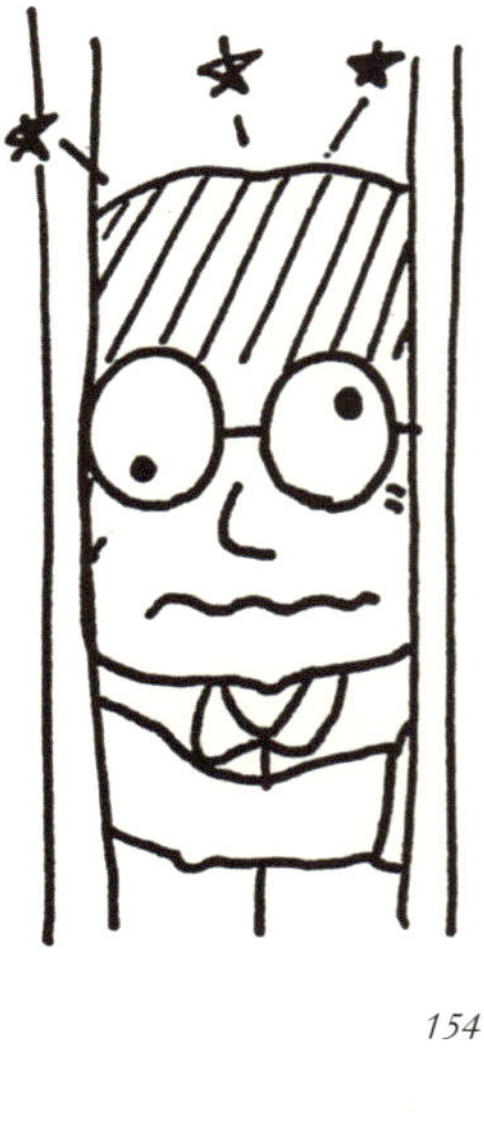

翌日、連絡船のカーペットの敷いてある部屋の中で目を覚ました。極度の二日酔いで気分は最低だし、口元は汚物でグチャグチャだし、周りの人達は私を非難するような目で見ている。俺はごらんの通りのかっこ悪い浪人だー。文句あるかよー。誰か、こんなに醜い俺を殺してくれ…一人で呟いていた。

私にとって岩手医大の受験は遊びであった。予備校での成績では楽々合格圏にいたし、どう転んでも入れるつもりでいたが、多分入学金のことを考えると、実際には無理だろう。一番か二番あたりで入れば入学金（寄付金）はとても少なくて済むだろうという噂もあったが、さりとてそこまでは無理だろうと感じていた。

私は「世の中で一番大切なものは何んであるか」と問われれば、ひょっとしたら、ものすごく小さな声で「お金」と答えるかも知れない。「金」さえあれば大抵のものは解決できると、想像していた。医学部にだって入れるし、時によっては愛情だって、より確実に手に入ると考えていた。（現在は、ちょっと変わってきたが……）

世の中、大切なものは、まず「お金」、その次はやっぱり言わずと知れた「頭」、金も頭もない奴は、ほとんどゼロであるが、強いていえば努力だと信じていた。しかし私のような中途半端な努力など、影も形もないに等しかった。「お金」と「頭の良さ」は新幹線や高速道路のようなものである。これらは決して後へは進まないのである。「私」ときたら、まるで「お地蔵さま」のように、まるっきり進まないものであったし、ひょっとしたら「前進」がなく「廻る」とか「後退」のギアしか付いていない耕運機のようなものであったのかも知れない。

さて盛岡では、試験の前日に面接があった。そこで貧乏人の私は、わざと金のことだけを聞いてみた。相手は、とても迷惑そうなしかめっつらをして見せたが、私がとても貧困していて、土方までしてこの私立医大を受験していることを知ると、もう面接をする必要はなくなったように「結構です」…と言った。

私は受験に来たことを後悔していた。少なくとも、私にはその場に居合わせる受験生の総てがお金持ちのお坊ちゃん、お嬢さまに感じられ、私のいる場所ではないように見えた。休憩時間には格好をつけてこの大学の入試と関係のない科目の参考書ばかり広げていた。

試験が終わり花輪線まわりの青森行きの急行列車に乗っていた。

大館駅から弘前行きの急行に乗り込むことになった。その急行が混んでいて、プラットホームには少なくとも一つの椅子に三十人程度の乗客が列をなしているると思われるほどだった。

そこで私は、電車の窓のひとつひとつを覗き込み、若いご婦人が窓際に乗っている席を見つけた。トントントンと窓をたたいて、彼女に「私がそこに行くから席を取っておいて」と合図したところ、彼女は「分かった」と笑って見せた。

私は弘前までの間、彼女と一緒の席となった。どうも彼女は弘前大学の卒業式に出るために、この列車に乗っているらしい。私は実は京都工芸繊維大学を卒業して弘前大学の大学院の試験を受けるために弘前へ向かうと嘘を話した。二人の行き先は一致していた。そのうち、彼女は何とも奇妙なことに私の見ていた「週刊プレイボーイ」のピンアップをのぞき込んでは、「この女の人の裸、きれいねェ、素敵ねェ」と話しかけてくるのである。とっさに「この女に一緒についてゆけば、今晩はなんとか豊かな肉体にありつくことが出来るかも知れない」という、胸もはりさけんばかりの欲望が出てきた。女の肉体の前では、もはや浪人ではなかった。受験勉強も棄てて毎日毎日、この女の胸にしゃぶりついて生きてゆきたいような気にさえなっていた。

その夜、私達はベッドを共にしたものの、男と女の一線を越えなかった。

彼女は、そうなることをやんわりと拒絶したし、私に至っては女性の性器そのものがどうなっているのか全く分からなかったのである。強姦者を目指していた男にしては随分と不可解な結末ではあったが、私はその事だけで十分満足していた。

彼女と一緒に弘前の夜の街へタクシーで出かけた。「あんた達、新婚さんかな?」運転手の声であった。

次の日、彼女は卒業式に行くと言って別れた。私はその旅館になんと一週間ほど逗留した。朝起きると向かいの「田園」という喫茶店へ出かけ、試験勉強を始めた。

どこの誰だか知らない彼女と一緒に泊まった旅館に図々しくも泊まり続けたのだが、どうも前のように受験一筋という訳にはいかない。

午前中は隣のパチンコ屋。夕方は喫茶店で受験勉強の続きをするといった毎日である。喫茶店での勉強といったところで、満足なことが出来るわけでなく、ただ何となく参考書をめくっていただけである。毎日毎日、四～五時間もいるのでウェイトレスの皆さんとも顔なじみになり、おまけにレシートの裏にはサン＝テグジュペリの「星の王子様」の三番目の星は呑んべェの星で―云々と書いたものだから、とても面白がられた。おまけに例のコンプレックスをなるべく隠して通っていたため、私にはとても良くしてくれた。受験後、札幌に帰るときなどはウェイトレス全員で駅まで見送りに来てくれたほどであり、そのうちの可愛いい女は「一緒に札幌まで行きたい」と口走った。

私ももうとっくに浪人に飽きあきしていて、愛のある生活に憧れてはいたものの、私の無格好さはものの数時間のうちにばれるはずだったし、そのことが恐ろしくて逃げるように人混みに紛れて弘前駅を後にした。

別れは常にワンパターンだった。人の見送りを受け、ゆうゆうと列車の方に歩いてゆき、お別れをするなんて事は私にとっては別世界である。

別れの駅前の旅館で最後の浪人をしていた時、私に国語を教えてくれたS君が札幌から合流した。北大の合格発表の二～三日前に弘前に着いたのだが、彼の予想では合格とも不合格とも言えないから、一応弘前を受験する覚悟で来たとのことであった。

そのころの国立大学は一流どころの一期校とそれ以外の二期校に分かれ、入試時期もずれていた。そのため弘前大学のような国立二期校の医学部の入試は三十倍とか四十倍であった。実質競争率でも二十倍前後である。その年の弘前の医学部の理科の指定は物理と生物、社会の指定は世界史であった。

例年多くの国立二期校の医学部は理科・社会ともに自由選択であったから、これは受験生にとってみれば死活問題であった。私としても以前の「あれもこれもやって結局は迷って何もできなかった」のに懲りて化学、生物、世界史しか選択していなかった。困ったことになった。志望校を変えようかと悩んでいた。おもしろい組み合わせだなぁ、物理、生物、世界史とは。

だが待てよ、受験生の常識で考えると

社会での世界史選択者　　四五パーセント

理科での物理・生物選択者　五パーセント　と仮定する

両方を満足させる一〇〇分の四五 × 一〇〇分の五＝四〇〇〇分の九＝二・二五パーセント

全受験生の二・二五パーセントの人しか受ける資格がないことになる。

すると例年四十倍の競争率は、ぐっと減って計算では約一倍となる。仮に、私と同じような人がいて、物理は余り得意でなくても、受験勉強をしていなくても受験する人もいるだろう。しかし、たとえば三科目のうち二科目も全然手をつけていない人であれば、受験はしないだろう。すると、いくら高くても十倍を越えることはない。これはひょっとしたらチャンスなのかも知れないと考え始めていた。事実、その年の見かけ上の競争率は七倍をちょっと割る程度であった。

さて北大の入試の発表の朝、S君と私は心そわそわである。S君は手まわし良く予備校の友人に頼んで、「彼の番号」を見てこの旅館に連絡してもらうことになっていた。私もそれに相乗った。

私の場合、試験は最悪であったが、もしかして前後の受験生と採点をまちがってくれて合格するような事があればと、例によって年に一度のお祈りを熱心にしていた。

二人共、不合格であったと電話があった。予備校の予想では二人共八〇パーセント近く合格圏にあったから落胆といったらなかった。

翌日、S君は「北海道新聞を買ってくる」と言って、朝早く弘前駅へと出掛けていった。そして彼は喜びを無理に押さえる表情でこう言った。

「肥田君、俺は合格していた。ほらここに名前があるから」。電話をかけてくれた友人が間違っていたのである。

私の頭は混乱していた。確かにS君の合格は嬉しいことだ。しかしその喜びは、私も共に合格していなければならなかった。S君は、確実に医師への道をつかんだのである。「オール・オア・ナッシング」。私にとって彼は雲の上の存在になったのである。自分の運命を恨んでいた。

その夜、S君の合格祝いをしようと「スナック」へと繰り出した。彼の高校時代の同級生で弘前大学の農学部に入っている男と三人だった。私はもちろん憂鬱である。天下の医学部の学生と、また土方の生活が待っているかも知れない浪人。

もうその時から天と地になっていた。心やさしい彼のことだから「肥田君の実力を持ってしたら弘前大学は絶対合格だよ」と励ましてくれたが、もうどのような態度を示していいのかも分からず、おまけに、彼の脳味噌や手の先から足の先まで、私のそれと全く異なった高等動物にさえ感じはじめていた。

その反面、私のチャランポランな性格はこんな時でも遺憾なく発揮されていた。

彼ら二人を目の前にして、スナックのホステスに声をかけていた。「ネエネエ、お姉ちゃんのブラジャーは八五のAカップだよネェ」

「ぼくが入試に合格したら、ワコールのブラジャーを一ダースプレゼントするからね」「モスコミュール作ってくれる」「なに知らない？」「東京の六本木あたりでは、いま流行っているカクテルだけど」そんな、いいかげんな言葉を吐きながら私は水を飲むようなスピードでウィスキーの水割りを口の中に流し込んだ。

その夜は、まったく別の自分が出ていた。不良という不良が一斉に出てきた感じだ。北大の試験の後からだ。自分の中に潜んでいる別の不良が完全に棲みついてしまっていた。

とてつもない泥酔の底にまで落ちていって、友は「もう、お前と飲むのはコリゴリだ……」。そんな目で私を見ていた。

そのころ、岩手医大合格との知らせが実家に来ていた。合格といっても寄付金六百万円納入すれば、との条件付きである。父はどうするかと電話を何回もかけてきたが、なんとなく家でも私一人に六百万円もかけるのが気後れするような雰囲気であった。

妹も弟もいるのである。父が「仕方ないので六百万払う」とでも言ったら、私も「じゃ払ってよ」となにげない口ぶりで言うつもりであったが、私からはどうしても払って下さいとは言えなかった。

今さら私立になんぞに入るんだったら、何年も浪人した甲斐がないと自分に言い聞かせていたが、実のところ弘前大学に合格する気配はもう全く無くなっていた。頭の中にあったのは次の浪人生活のことである。

弘前大学の試験は終った。

難問の数学はあっけないほど易しく思われた。私の学生時代・浪人時代の学問の悩みの九〇パーセント以上を占めた努力を試す問題にしては、不満を感ずるほどであった。他の科目は私にとっては大して重要ではない。苦節何年かの努力の集大成を飾るに足るような試験ではなかった。私にとって入試とは「ああ！　また失敗した」イコール入試であったからだ。

初めて合格電報を頼んだ。特別、今度こそ合格だと思ったわけではない。大学入試の不合格の繰り返しに、医学部の扉は私には決して開くことはないと、そのことだけは、いつも確定したものだと信じ込んでいたのである。

弘前大学の試験が終ると私には帰るところがなかった。「男がいったん志を持って家をとび出したのに、もう帰れるか。今度こそ親父にぶん殴られてしまうだろう」。帰るとすれば札幌の下宿しかなかった。今だったらまだ二〜三人残っていて飯ぐらい食わせてくれるだろうと安易に考えていた。私の所持している金も、もう残りわずかになっていた。盛岡を出発してから弘前で三十日余りも生活したので、札幌までの運賃があるかどうかというほどであった。

来春の受験をどうするか、考えていた。

もちろん、何年落ちても、ここまで来たら死ぬまで、自らが滅びるまで受験する覚悟であった。

「初志を貫く」ことに、いささかも変りはなかった。

しかし、浪人生活をもう一年続けるのは経済的にも精神的にも無理で、また半年ぐらいは何かをやって稼ぐ気でいた。来年は今年のように親父から十分な仕送りがあるとは断言できなかったからだ。私は、密かに今度はパチンコ屋の店員になろうと考えていた。肉体労働はこりごりだったし、パチンコ屋なら大したことはあるまい。第一にあのゲームが好きだし、頭も大して必要ではあるまい。あともう一年も浪人する気力はなかった。

下宿の友人達は、ほとんど全員進学先が決まっていた。

北海道大学理類に入ったU君は積丹半島の古平の出身である。

五年ほど前古平の彼の家を訪ねて行ったら、彼の父は寂しそうに、暗い表情でアメリカへ行っていると言った。その後彼からメールが来た。

「正義感があって、ちょっと強引な肥田さんを思い出します。私はどういう訳か、アメリカで郵便配達をしています」

新潟大学文理学部、神奈川大学……。あの八百万円払えないKさんはどこか私立の薬学部に決まったという噂であった。半分以上は新しい生活のためにすでに下宿を引き払っていた。進路がはっきりしないのは私だけだった。

私が初めてここに来た時とは打って変わり、皆に言葉をかけては色々と助けてもらっていた。下宿のおばさんに隠れて、みんなの食事を少しずつ削って自分のものとしていた。

三月三十一日午前十時、弘前大学医学部の発表である。私はもうほとんど諦めながらも一縷の望みで家からの連絡を待っていた。午後になっても全然連絡がない。発表が十時とすると、電報を打つのが十一時、するともう午後には実家に届いているだろうと計算していた。家でも多分、札幌の昔の下宿に来ているると考えるだろうから、合格していれば連絡があるはずだと独りよがりに考えていた。

正午過ぎ、ついに待ちきれなくなり、友に支えられて実家の電話番号を恐る恐る廻した。「大二郎、どこにいるんだ。札幌か。心配してた」

「電報が届いていないかな」

「来てるぞ」父の第一声であった。


『ミチノク、ハルキタル』


とあるから合格したんだろうと思っていたんだが、お前に知らせようがなくてなあ。早く帰ってこいよ」

私は何と表現していいのか分からないほどボォーッと立ちつくしていた。

信じられなくて、そばにいる友達に「もう一度親父に本当のところを聞いてくれ」と頼んだ。俺に自殺でもされたら困るから合格したなんて言ったのではないか？　しかし、やはり合格しているようであった。家に着くまで心配であった。

実家より二万円送ってもらい、その晩、皆で街へくり出した。有名な「義経」のジンギスカンをたらふく食べ、飲み、ディスコで踊り狂った。

そして翌日千歳空港で、「あの～お、私、初めて飛行機に乗ります。宜しくお願いします」とスチュワーデスさんに深々と頭を下げて中へ乗り込んでいった（馬鹿か！）。

実家の前に立ち、入るかどうか躊躇《ちゅうちょ》していた。私は店の戸をちょっと開けて中を窺《うかが》った。本当に合格していなければ、逃げ出す覚悟でいた。

二年前に私に説教した友人がいた。中学の同級生の二人が私の帰りを待っていた。

「大二郎、おめでとう」。彼らの言葉に、本当かどうかまだ疑いを抱いていた。父が急いで新聞を捜しにゆき「ほら、確かにお前の名前があるぞ」

弘前大学医学部　肥田大二郎（沼津東）

と指差した。私は突然、父の大きな手を握りしめ、「おやじ、ついにやったよ。親父と俺の二人で医学部に合格したよ」

父は息子に並々と大ジョッキでビールをすすめてくれた。

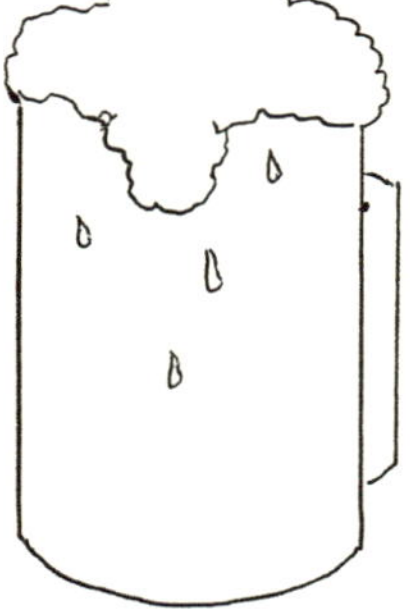

第七章「秀幸君のこと」

大学の整形外科の授業の時であった。K先生という気の弱そうな真面目な助教授の講義が終わった時である。私は、臨床大講堂から付属病院に続く渡り廊下で、心臓をバクバクさせながら、K先生に向かって、何年も何ヵ月もかかって出した結論について口を開いた。

「先生、私、先天性O脚なんです」

「骨切り術と言うのがあるそうですが、治していただけないでしょうか？」

神経質そうに見えたK先生は、ちょっと困ったような表情をしながら私をそのまま臨床研究棟三階にある整形外科医局に連れていった。

「教授にちょっと話してみる」と言ってK助教授は教授室に消えて行った。東大から若くして弘前大学整形外科教授になったT教授は私の足の曲がり具合を見ると、

「君、それくらいなら手術しなくてもいいんじゃないか。」と迷惑そうな声で言った。

私は、全身全霊をかけて「先生、この事で物心つくころからずっとコンプレックスを感じて悩んでいるんです。人の前を歩いたことがないんです。先生、僕の足が治るのであれば手術してください」普段は気が弱いバカな事をしている私が、この時ばかりはひたすら必死で頭を下げて大学教授にお願いしていた。

そして私は春休み・夏休みなどを利用して、整形外科の学用患者として入院する事になった。学用患者とは学問の足しに自らの身体を提供しますという制度である。患者側とすれば一銭も医療費を払わなくて済む制度である。学用患者は、ありとあらゆる必要とされる検査は受けなくてはいけないし、写真もレントゲンもすべてそれに協力しなければいけない。まあ、大学の学生であり将来は自分たちの同窓生になるわけだから、そんなにひどい扱いを受けるわけではないと思ったが、立場上は学用患者で入院という事になった。

まず第一回目は、専門の五年の夏休みである。

私は、弘前大学の西病棟一階にある整形外科の病棟に入院する事になった。同級生や付属看護学校の学生が実習のために病棟へ行き来していて、私にしてみれば非常に恥ずかしい、悲しく侘しい時でもあった。しかし、この数ヵ月が終われば、少しは皆と同じ格好の足に戻れるという希望があった。屈辱的な入院生活もばかばかしい笑いで隣の人達を楽しませたり、励ましたり、驚かせたりしていた。

六人部屋の窓際のベッドが私の居場所であった。

そこへ、私よりも背が高く色白で少し蒼白な顔をした中学校二年の秀幸君が私の隣のベッドに入院してきた。

私の物の考え方だが、浪人・大学時代は、「人生が意気に感ず」「メリハリをつける」「ギブアンドテイクをはっきりする」「自分の旗を上げる」というものであり、悪く言うと自分勝手で、相手の気持ちを汲み取る事は出来ないような人間だった。私は入院中、毎日新聞を読んでいた。病室にわざわざ配達してもらっていたのである。

秀幸君に「新聞を見るか」と尋ねるとほとんど返事もなく、とっつきにくい様な顔をしていたので「何だ、この中学生は。挨拶も出来ないやつだな」と思った。

彼の食事は三食全て、母、父、姉が運んで来た。

ある日、彼が点滴を受けていた袋にＭＭＣという文字がマジックで書かれていた。

私はまだ医学部の学生で中途半端ではあるが、薬の略語ぐらいはわかった。ＭＭＣは恐らくマイトマイシンＣにちがいない。マイトマイシンＣは一般的にすべてのガン治療のベースに使う薬剤である。私は、あまり他人の病気に首を突っ込みたくはないが、彼はおそらく左足を引きずる様に歩くから骨のガンであろう。

若い人に多い骨肉腫ではないかと推測された。秀幸君の家族とは、だんだんと気がほぐれて行き、付き合うようになった。秀幸君のお母さんは、色白のハスキーな声で、背が高く非常に魅力的なご婦人であった。少し穏やかで気が優しく謙虚な人であった。旦那さんは色黒で少し太っている。毎日のように、病棟の奥にあるリハビリ室の様なところで外からドアを開けて入って来る。

彼の鍋には豚の尻尾とか、牛肉の美味しいのとか、我々が経験した事のない美味なるものが入っていた。

ある日、彼の手術が始まる時だった。彼のお母さんから肥田さんに話したいことがあると言われた。聞くと右足の膝から下を切断するという。秀幸君には「悪いところを取るが場合によったら膝の下を切断しなければならない」と伝えてあったという事である。

部屋の五人の患者達は、彼の手術を重苦しい雰囲気で見守った。誰かが冗談を言ってもみな無理をして作り笑いをするくらいだ。

六人の入院患者のうちの一人、Kさんは、野辺地の信用金庫に勤めている人で、後縦靭帯骨化症という首の靭帯《じんたい》が神経を圧迫して手足の神経が締め付けられてしまうという病気で手術を受けていた。彼はミイラの棺をかたどった、上下に別れたケースに入れられ、一ヵ月近く動けない状態が続くのである。手術は最近では二、三日安静で動き始めるというが、昔はこのような手さぐりで経験のないような手術が行われていた。

もう一人、Nさんという弘前市内の小さな会社に勤めている方であったが、この人は肋骨の骨髄炎ということで肋骨にメスを入れ、治癒を待っている状態であった。彼は弘前大学の教養部の近くに家を構えていることもあり、その後も時々訪れた。

Nさんの奥さんはとても心の優しい人で、津軽塗りの箸やお碗を時々贈っていただいた。

Nさんの家は街中にあったとはいえ、それほど大きくない、むしろ小さくまじめに地道に生活をしているようだったにもかかわらず、私とは非常に親しくお付き合いをしていただき、親子のようにしていただいた。そのNさんのお母さんは、その後、私が聖隷浜松病院で働いている時期に、朝食を旦那さんと食べているときに突然死をした（心筋梗塞であったそうだ）。

Nさんは、タバコの好きな方で肺気腫となり、在宅酸素療法を晩年しておられたようだが彼も亡くなった。二人はとても美男美女で、性格は優しく、昔の東京下町物語という映画に出て来るような家庭だった。私はNさんのような家庭に憧れていた。

あと一人は大館市から来たMさんと言う人だった。

Mさんは税理士をやっているという事で、何で整形外科に入院していたのか私もよく覚えていなかったが、ただオシッコの出が悪くて泌尿器科の先生に診察を受けると癌のように腫れているというような事を聞いてビックリした。しかし、癌ではなかった。彼はドイツ語が少しわかったようだ。昔医学部を中退したという話もある。Mさんの奥さんは非常に美人で、一人娘は大阪の方にお嫁に行ったということである。

それから、大湊から来たKさんという二歳くらいの男の子が多指症で入院していた。

その若いお母さんもきわめて活発で面白い方で、私達整形外科病棟は、兄弟のような大きい家庭のような雰囲気で入院生活をしていた。

肝心の秀幸君は手術後、私達の病室の廊下を隔てた一番奥の特別病室の個室に入った。どうも奥さんによると最初の説明どおり足を切断したという事である。手術の当日ギブスが入っている足を痛い痛いと言ってさすってくれと言っていた（これは、幻肢痛といって、幻の切った足が痛い、切った指が痛いという感覚になる）。

大学の整形外科は、何々グループと言ってドクターになって七、八年目の医師を中心にしてその下の三、四人の若い医師が一緒に仕事をするグループ制であった。

私と秀幸君は同じ主治医であった。彼は整形外科の中ではピカイチであると患者さんの間で評判だった。うちの先生は一番きれる、我々患者の中の自慢であった。

「うちの先生はよその先生が出来なかった関節の整復を一発で治したよ」

あの出っ歯でアハハハハと声を出して笑う、我々の先生はみんなの自慢の種だった。

その夕方、秀幸君のお母さんから「肥田さん、『これから外来で義足を一回り小さな義足に交換するので外来に来てほしい。』と先生から言われて息子と行かねばならないが、とても待っているのが辛く、右足の膝から下が切断されていると分かった時の息子が余りにも可哀想なので、肥田さん一緒について行ってくれませんか」とお願いされた。

私も仕方がなく、片足の秀幸君とお母さん、O脚の手術をした私と三人で整形外科の廊下をとぼとぼと歩いていった。夕方という事で廊下には他の人もおらず、とても暗く長い距離のように思えた。

私と秀幸君のお母さんは、整形外科外来の待合椅子にすわり、秀幸君をじっと待っていた。みじめな時間だった。随分長い時間のように感じられた。しかし、それは十分かせいぜい十五分位の間だったのかも知れない。そうこうしているうちに秀幸君が「ニコッ」として私達の前に姿を見せた。「なんでこいつは笑えるんだ！」内心ではびっくりしていたが、私は秀幸君の笑顔を見て、何か場違いな冗談をイッパツかませて部屋に引き返した。

惨めな、惨めな夕方だった。大学の整形外科は当時、ガン病棟のようなところだった。その中で私だけが幅を利かせて「頭が痛い、熱がある」と言って解熱用の氷を貰って来ては水割りを作って飲んでいたり、とても許されないような、自分勝手な入院生活を送っていた。

他の人達はみな良性の病気を治すか、悪くならないようにするか、ガンで死ぬのかという三種類に分けられた。三種類の人しかいない。

一人整形外科の廊下で首から携帯ラジオをさげている二十七、八歳の若者に会った。色白でカッコ良かった。何でコジャレた携帯ラジオを始終持ち歩いているのかと思った。

ある日、彼のラジオと見えたのが、実は抗癌剤を動脈に持続的に注入するポンプだと知り、私は愕然として言葉を失った。彼は、弘前大学の付属看護学校で彼に教育実習で付いた見習い看護婦と結婚したそうである。しかし、結果はどうなったか考えなくても分かるような気がする。

Nさんの息子さんのことだが、Nさんの息子は東北大学の法学部に行っていた。ところが、私の話を聞いて大学をやめて仙台の寿司屋でアルバイトをして、そして、二年目に新設された秋田大学の医学部に無事入った。私がその吉報を聞いたのは、聖隷浜松病院で仕事をしていた時の朝である。

秀幸君の手術のあと、私は医学の授業にもどった。その後、反対側の右側の骨切り手術をするために二回目の入院をした。

二回目ということで、勝手を知っている病棟でもあり、二回目の部屋の人達のことは余り覚えていない。はじめの衝撃が強かったためどうもあまり覚えていない。しかし、整形外科の病棟はあいかわらず癌病棟の様相であった。若い娘さんとか青年達はおそらく骨の腫瘍であった。

私の病室の二つ向こう側にある女子病棟で、ベッドの枠の四つ角にオリのようなしっかりとした鉄骨がまわされている。そこで、リハビリに一生懸命励んでいるお婆さんがいた。お婆さんはそこで「何回も主治医の先生から『あなたの病気は一生治らない。』と言われた」といって恨んでいた。恨みながら毎日毎日猛烈にリハビリをしていた。

私は医学部の学生であったから、その先生の言葉のニュアンスが分かる気がした。

彼女は骨のガンにおかされていて、絶対に治ることがないと言ったようだ。それに反発して毎日毎日リハビリをしたというわけだ。

医師としては「あなたの病気は治らない」と絶対口に出してはいけない言葉だと思う。あれから三十数年、彼女は来世に旅立っている。

整形外科の病棟は、足が不自由、腰が不自由、手が不自由という患者の集まりだから、一種独特な運命共同体という雰囲気に包まれている。経済活動を一切廃止し、あわれみ、優しさや希望、すべてが暖かい雰囲気に包まれている。このような暖かい場は、通り一遍の仮想の場だと私は心得ていた。早く現実に戻って世の中のシステムにチャレンジしなければならないと私は信じていた。

二回目の手術が終わったあとも、看護婦の暗黙の許しを得て、昼間リハビリでにぎわうリハビリテーションの部屋で、夜、一人灯りを点けて医学の勉強をしていた。この医学の勉強こそが絶対守らなければいけない、たった一つの財産だと思っていた。皆が寝静まった頃に、私は部屋の灯りを点けて勉強した。そこは寒くて、暗く、勉強するには不釣合いなところだった。

そのころ、私は大学病院のそばの小さな寿司屋に出入りしていた。貧乏学生をしていた私には似合わないが、その寿司屋でいつも安くてちょっとかっこいい納豆巻きを注文していた。秀幸君のお母さんは納豆巻きを知らなかったが、私がそっと秀幸君に差し出した納豆巻きを気に入ってよく注文してくれた。私は両方のO脚も治ってドクターへの勉強に奮闘していた。しかし、秀幸君の病状は思わしくなかった。骨肉腫が肺に転移しているのではないかと言う話だった。

整形外科に入院してコンプレックスを解消して女にもてようとするバカげた男と、不治の病で生死を彷徨っている中学生の秀幸君の姿を見ていると、私は果てしない運命のいたずらに身をさらすことを情けないと感じた。

私は猛勉強をして大学の五年、六年を無事乗り切った。

整形の病棟医長から、整形外科のドクターになるよう説得された。先輩達は試験、実習と色々便宜をはかってくれた。私にしてみるとそれも悪い選択ではないと思っていた。しかし一つ難点があった。整形外科のドクターは、週に一、二回、教授の前で担当患者のプレゼンテーションをするのである。病名・所見をみんなの前で発表するのである。私の最大の欠点は人前でうまく話せないということであったため、この先生の御厚意に応えることは出来なかった。

私は、静岡県から月二万円の奨学金をもらっていたから、静岡県に帰らなければいけないと思っていた。静岡県の県立総合病院の内科に入って糖尿病の医師になりたいと漠然と考えていたが、やはり病院からはなんの返事も来なかった。そこは、京都大学の事実上の支配下であった。弘前大学卒業だから相手にされないことは当然であると思っていた。泌尿器科の助教授に「肥田君、静岡県には我々の教室から聖隷浜松病院に医師を派遣している。肥田君は静岡県出身だから泌尿器科に入らないか」と誘われた。

泌尿器科と聞くと、どうも秘密のカオリがするし、おしっこを連想して、あまりドクターらしくないような、頭の悪いドクターがやるような印象があるが、もちろん実際はそんな事はない。

脳神経外科が一番頭がいいとか、内科が頭がいいとかではない。

結局泌尿器科に入局する事になるのだが、我々の同期四名が泌尿器科に入った。

そのうちの二人は成績が二十番から三十番位の優秀な男たちだった。

泌尿器科の病棟は整形外科病棟の南側に建てられた。

私は、大学のとき授業に半分くらいしか出席できず、何と不幸にもZさんのノートを写して勉強をしていた。Zさんは国家試験で医師免許を獲得するのに五回か十回チャレンジした人である。

彼が東京の医師国家試験予備校に通っていた頃、性欲に我慢しきれなくなって、吉原のソープランドに行って大満足し、「この様なすばらしい世界があったのか」と感激して私に手紙を書いて来たことがあった。相当な変わり者である。

そのZさんが、その後の秀幸君をフォローしてくれていた。

秀幸君はその後、両親にハワイへ連れて行ってもらったという。羽田空港で写した写真を見せてもらった事がある。とにかく両親は秀幸君のことで一生懸命だった。秀幸君が義足をはめたまま津軽の十三湖へ行った時、彼がニコッとした笑顔の写真がある。私は秀幸君が亡くなって数年して秀幸君の実家へ行き、その秀幸君の写真をお母さんに無理を言って頂戴してきた。

秀幸君のお父さんは、彼が亡くなった数年後にバスの中でくも膜下出血か大動脈瘤破裂を起こして即死したようである。

後に残された奥さんもその後、脳出血を起こし、半身不随になり、リハビリテーションを続けて無事復帰し、現在に至っているようである。秀幸君の姉ミネコちゃんは横浜の方に嫁に行った。数年ほど前、ミネコちゃんとお母さんが私を訪ねて来たことがある。私は二人と伊豆高原にある大室山にリフトで登って火口を見た。

秀幸君のお母さんは色白で私の十五歳上とは思えず傍《かたわ》らから見ると、我々は仲の良い夫婦のような、家族のようにも見えただろう。

我々に悲しい出来事が山ほどいっぱい降り注いだことは胸の奥深くに秘めようと私はふと思った。三人は、伊豆の自然の美しさと澄んだ空気の爽やかさに誘われて大声で笑って見せた。

「若者よ！　資格をとって世界に翔こう！」

明治の偉大なキリスト者であった内村鑑三がその主著『後世への最大遺物』で問いました。人生の目的とはなんだ、お金を稼ぐ事か！

やっぱりお金を稼がなければいけないと思います。まず自分がそれでちょっと幸せになる。次に、自分の所のスタッフにボーナスをいっぱい払う。その次に社会のために寄付をする。

くれぐれも生活保護などを受けるな。

労働組合専徒者から会社の社長になってはいけません。あまりにプライドが無さ過ぎます。

東高の卒業生で著名な作家芹沢光治良が『人間の運命』という本を書いています。我々は、自分の運命について一般的によく思うことはないと思うのです。私はこの後、「遅れてくる青年たちに捧ぐ　ファイナルメッセージ」というタイトルで「若者よ！　世界に翔いて欲しい！」という講演をする予定です。

私は、話し下手でどもったりしますから、本当はこういうことはやりたくないのですが、どうしても若者に伝えなければいけないことがあります。

生まれて来た目的は何か？

どうして自分が生まれて来たのか？　私とすれば、何で俺をこんな風な体に生んだのか、親父やお袋に恨みがあります。

しかし、考えてみれば、親父にも「何で一歳になるまでに両親二人とも亡くなってしまうんだよ！」という恨みがあるはずです。

その恨みが、何かの拍子でプラスに変わることがあります。おそらくは、その人のＤＮＡと言いますか、親からの素因と言いますか、明るくて前向きな性格もあるでしょう。

私も親父からかなり引き継いでいると思います。

「遅れてくる青年達に捧げる　ファイナルメッセージ」で一番言いたい事は、人生の目的とは何だ！ということです。

「こうしたらいいんじゃない？」「こうしたら幸せになれるんじゃない？」って頭が一生懸命働いて命令するんです。それを実現しようとするから人間は努力するんです。その場合、十代の初めから二十代の初めぐらいが特に大切です。三十代～五十代では遅いのです。ましてや七十代では無理です。三十歳過ぎてからは、青春時代の思いの貯金で食べていくしかないんです。

人生の目的とは何ぞや！

人間は偶然の産物であって、目的とか目標なんて後から付け足したと言うとおかしいですけど、存在意義なんて余りないのかも知れません。

私は、どちらかと言うと、こんなに貧乏して、こんなにできそこないだったけど、日本という国は、私が知る限り、悪くない国です。

頑張れば何とかなる。

一、勉強して身を立てるためにはやはり一万時間位必要です。私でも小五から浪三まで十一年間、一日五時間勉強しました。人の二倍頭が悪かったので二万時間位かかりました。

二、やはり学校は勉強が主ですから、携帯は捨てて部活は控えめに。

三、時として、美女のヘンテコな魅力に我を失うこともあります。それも人生ですがほどほどに。

四、親父が大作さんに拾われて大切に育てられたように、人間は一人では生きて行けません。我々も周りの人と共にあるわけですから、その事を忘れないようにしましょう。

五、自分のコンプレックスは、親のせいではなくて、自分で解決しなければいけないと思います。

六、青春は、夢、希望、誇りがなければナッシングです。

貧乏だ、頭が悪い、コンプレックスがある、こんなことは恥ではない。
頑張らない事が恥なのです。まず自分がお金を稼いで幸せになる。
そして周りも豊かにし、社会に貢献する事が人間の生き方だと思います。

我々は八十歳、九十歳まで翔び続けるのだから。

解説

鳥影社編集部長　小野英一

人間というものは、どんな人でも例外なく何らかの劣等感を抱えているものだ。一国の元首から商店街のおやじさんに至るまで、この点についてはみんな同じである。はたから見てすべてに恵まれているような人でさえ、あらぬ劣等感をひそかに抱えている。どんな人にも傷があり不満があり不運があり悲しみがある。しかし、その劣等感によって自分を卑下し、引け目を感じ、過小評価し、卑屈になるとしたら、こんなにもったいないことはない。

ドクトル大二郎こと肥田大二郎氏は本書に書かれている通り、コンプレックスのオンパレードのような青春時代を送った。大学受験に何度も挑戦したが、ことごとく失敗。そもそも勉強の仕方がわからない。がむしゃらにやっても覚えられない。それ以前に身体にもコンプレックスを抱えていた。他人から見てどうということのない欠点でも本人には深刻な悩みである。さらに経済的にも潤沢ではなかった。

そんな肥田大二郎氏は、現在、伊豆半島の川奈と伊豆高原に大きなクリニックを開設している。入院施設と透析病床を備える「はぁとふる内科・泌尿器科」である。しかもこの二つの医院は、ここに通う患者さんのみならず、働く医師や看護師、従業員に至るまで気配りが行き届いた夢のようなクリニックである。そのことはクリニックの外観を一目見ただけで納得できるだろう。柔らかなピンク色に塗られた外壁、ドアをくぐると明るい広々としたフロアが広がり、初めての患者さんでもにこやかに迎えられる。

本書をお読みになった皆さんは、コンプレックスの塊のようだった大二郎青年がどうやって底辺から這い上がり、人もうらやむような現在の地位を築かれたのか、その秘密に触れたい気持ちを抱くだろう。だれもが幸せをつかみたいし、豊かになりたいし、充実した人生を望んでいる。そうでない人など一人もいないはずだ。それを大二郎青年は実現したのだ。

本書にはその秘密が記されている。読むものの心をとらえて離さない大二郎のがむしゃら奮戦記が描かれている。一言でいえば、劣等感を認め、受け入れ、真正面から向き合う勇気こそが、人を動かす原動力であり、コンプレックスこそが人を強くし深めていく源泉だということだ。しかもここには、人生を変えていった極意が、上から目線ではなく「下から目線」で書かれているのが凄い。底辺から這いずりあがった者だけが持つ強さが滲み出ている。紆余曲折、試行錯誤、四面楚歌、七転八倒などという悲惨な四文字熟語が次々と浮かんできそうな大二郎の青春。彼と一緒に悩み、共にもがくことによって、本書を読み終わるころには、なにか得体の知れない大きな力をもらっているのではないだろうか。

本書のすばらしさは、誰もまねができないようなことは書かれていない点だ。どんな人でも実践できることが描かれている。「小さな努力で大きな未来」をつかもうよ、という点がドクトル大二郎からのメッセージの最初のポイントである。人生の目標をもつことによって、劣等感にさいなまれた鬱々《うつうつ》とした状態から人は抜け出し、前進することができるのである。

肥田氏が何より強調されているのは十代後半の重要性である。このことは十代のただなかを生きている頃には全くというほどわからない。とりわけ大学受験を控えた高校生の時期、その二年間、三年間の努力こそが、その人の一生を決するほど大事なんだということが本書を読むとしみじみとわかってくる。その時に闘っている相手は他人ではなく、自分自身なのである。

もう一つのポイントは、最後まで自分の可能性を信じること、諦めてはならないという点だ。たった一回きりの、もう二度とないだろう大切な人生である。失敗したっていい、踏みまちがえてもかまわない、なんどでも立ち直ってやり直す勇気、そしてひたすら犀《さい》のように突き進むことの大切さが本書には見事に描かれている。

さらなるポイントは、進むべき道を自分で切り開くということだ。親が準備し用意してくれたピカピカのレールを順調に滑っていったとしても、そんなものは役に立たないのである。道は自分で切り開かねばならない。大二郎青年は良い意味の自己流で道を切り開いてきた。この生き抜く工夫と知恵が本書にはいっぱいに詰まっている。

また、肥田大二郎氏は、医師として素晴らしい存在である。彼の心には「医は博愛の道」というヒポクラテスの理想が息づいている。肥田先生にとって「医は仁術である」はあたりまえのことであるが、しかし、大多数の医師が「医は算術である」と思い込んでいる現代にあって、肥田先生は数少ない例外者なのである。現代の多くの若い医師は親から莫大な経済的支援を受け、一流大学の医学部を卒業はするが、しかし「医は仁術である」という医療の根本を少しも顧みていない。それは大病院に行けば誰しも経験することだ。医師は患者の顔も見ずにコンピュータの画面ばかり見ている。なかには検査データだけ見て聴診器さえ当てない医師もいる。そして製薬会社から大きな利益を回してもらい自らを潤しているのである。肥田先生はそんなことはまったくしない。「はぁとふる」には背広をばりっと着こんだ製薬会社の営業マンもめったに訪れない。そんな営業マンと付き合う時間があるなら一人でも多くの患者を診ようとするのである。

医学界ほど強固な縦割り構造が支配している社会も少ないだろう。大学付属病院に入院したことのある人ならだれもがご存じだろうが、教授の回診はまるで大名行列のごとくである。平の医師は這いつくばりながら教授を追っかけている。だが、「はぁとふる」はまるで逆である。平の医師や看護師が一番大事にされ、理事長である肥田大二郎先生は理事長室の隅でちんまりと控えめにしておられる。

しかし、理事長室でのんびりしているわけではない。患者一人一人の様子を把握し、必要があれば専門分野を超えて、協力体制を調えるのも彼の大切な役割だ。現代の医療はあまりにも専門化しすぎ、医療の横の連携が希薄になっているという。

彼の想いはすべての患者、すべての職員に注がれ、誰もが幸せになれるように心を配っている。そして奨学金制度を設けて、経済的理由で自分の道を進めない者を何人も支援しておられる。医師の社会貢献をなによりも大事にしておられるのである。

といって肥田大二郎氏は自ら何かを無理やり我慢しているわけでもない。ＢＭＷを乗り回し、ゴルフを愉しみ、快適なご自宅から伊豆大島を愛でている。そうやって人生を謳歌できるのも、まさに本書に書かれている汗と涙の青春時代があってこそなのである。本書はこの幸福を手に入れるために、若いうちにどうしたらいいのか、その秘密が描かれているのだ。若いうちにうんと努力をすること、そして資格を取り、社会のなかに自分の居場所を定めることの大切さを、熱い想いとともに綴ったのがこの本なのである。

インパクトある装丁画と最後に掲げられている、あたたかな挿絵はすべて「はあとふる」の看護師・武智竹志さんが描いてくださったものです。ここに厚くお礼を申し上げます。

本書は平成二十四年に私家本として出された『遅れてくる青年に捧げる』を大幅加筆訂正し『ドクトル大二郎三浪記』と改題して刊行されたものです。

君の今日の一日は
十年後の一年に匹敵する価値がある

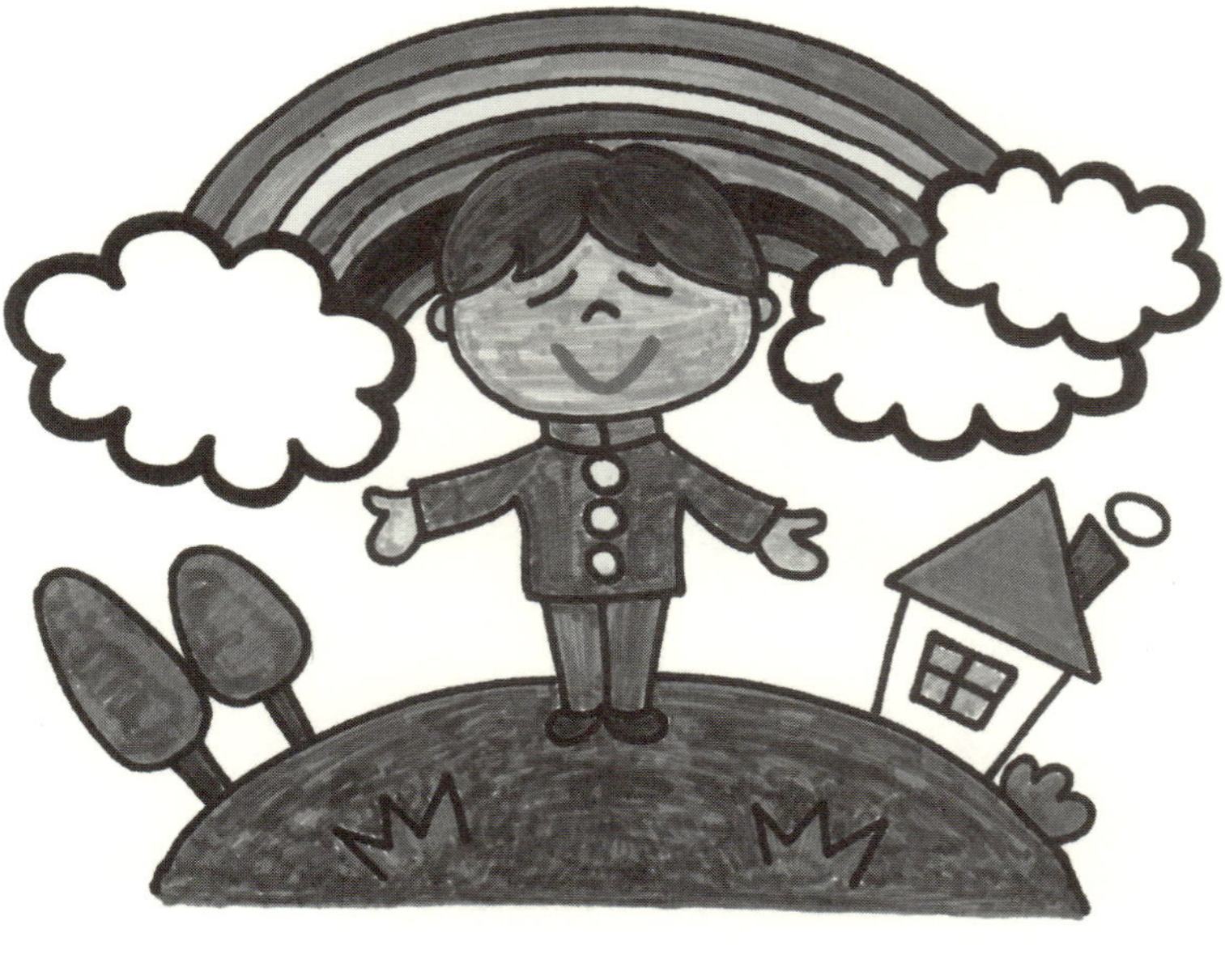

奇跡から生まれた君の人生大切にしよう
あと70年80年生きるのだから

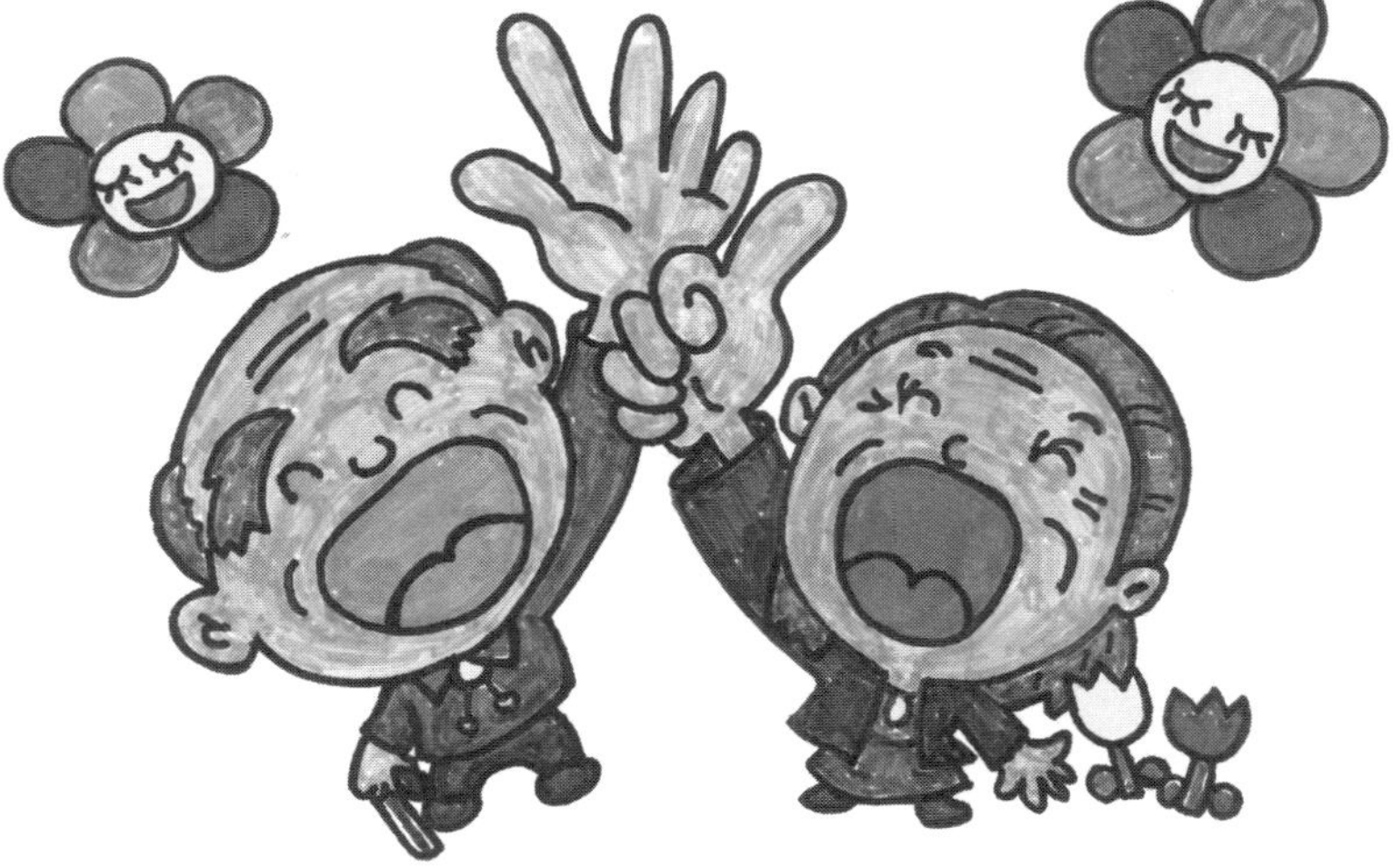

〈著者紹介〉

肥田大二郎（ひだ　だいじろう）医師

1949年（昭和24年）伊東市湯川に生まれる。
県立沼津東高校卒業後、3年間浪人生活の後に
国立弘前大学医学部に入学。医学部卒業後、
弘前大学病院泌尿器科、聖隷浜松病院内科をへて、
1988年（昭和63年）に伊東市川奈に「ひだ内科・泌尿器科」を開院。
2005年（平成17年）に伊豆高原にふたつ目の診療所を開院し、
同時に「はぁとふる内科・泌尿器科」に改称し、現在に至る。
現在、理事長として後進の指導にあたると共に、
あらゆる機会をとらえ、若い人への啓蒙のために
新聞で呼びかけたり、奨学金制度を設けて勉学を
支援している。

著書『遅れてくる青年に捧げる』（平成24年）

ドクトル大二郎三浪記

定価（本体1200円+税）

乱丁・落丁はお取り替えします。

2018年 3月10日初版第1刷印刷
2018年 3月17日初版第1刷発行
著　者　肥田大二郎
発行者　百瀬精一
発行所　鳥影社 (www.choeisha.com)
〒160-0023 東京都新宿区西新宿3-5-12トーカン新宿7F
電話 03-5948-6470, FAX 03-5948-6471
〒392-0012 長野県諏訪市四賀229-1(本社・編集室)
電話 0266-53-2903, FAX 0266-58-6771
印刷・製本　モリモト印刷

ISBN978-4-86265-653-7 C0095